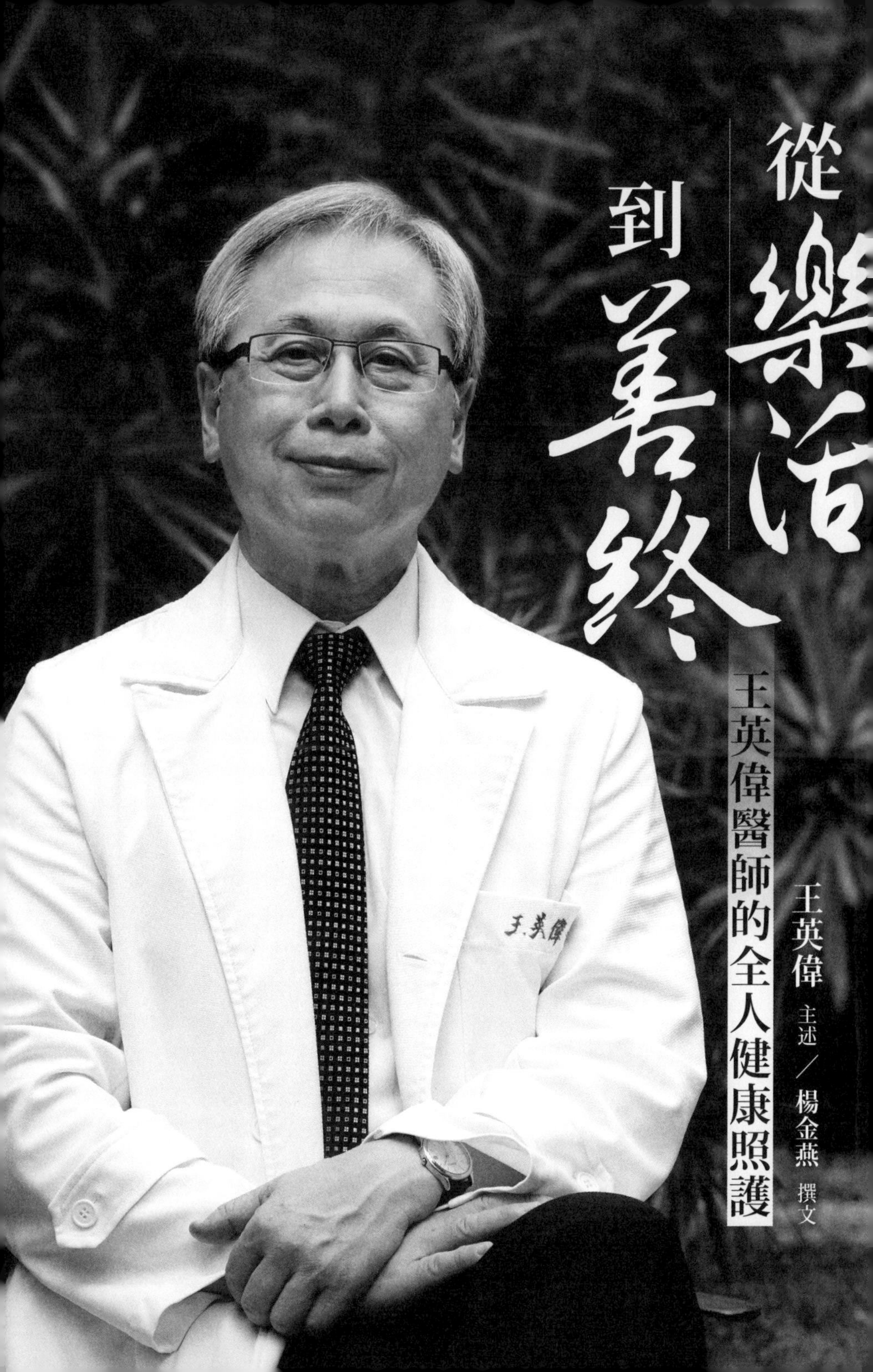

從樂活到善終

王英偉醫師的全人健康照護

王英偉 主述／楊金燕 撰文

傳主簡介

王英偉

國立臺灣大學醫學系醫學士，美國杜蘭大學公共衛生熱帶醫學碩士，美國杜蘭大學公共衛生博士。曾任花蓮慈濟醫院家庭醫學科主任及心蓮病房主任、慈濟大學人文醫學科主任、臺灣健康醫院學會祕書長、亞太安寧緩和網絡（APHN）理事（臺灣代表）。現借調為衛生福利部國民健康署署長。

畢生以服務偏鄉、安寧療護、醫學教育、健康促進為職志，他是把健康促進帶入職場、學校、醫療場域、社區的重要推手，在「提升國民健康識能」、「疾病防治」及「活躍老化」等層面，都有卓越貢獻。

作者簡介

楊金燕

曾任報社記者、雜誌社及出版社編輯、企劃總監，現任職於慈濟醫療法人人文傳播室。喜愛閱讀及文字工作，特別對人與土地、醫療之愛的故事深感於心。

【推薦序】

一位力行「五全」照顧的仁醫

林俊龍／慈濟醫療財團法人執行長

我所認識的王英偉是位優秀又慈悲的好醫師。他出身醫師世家，祖父、父親都是醫師，原是位香港僑生，從香港來到臺大醫學系就讀，卻在畢業後自願前往臺灣偏鄉服務，當時花蓮慈濟醫院很缺醫師，他懷著「哪裡需要醫療，我就挺身而去」的理念來到花蓮，既不為名也不為利，這是非常難得的。

王醫師所選擇的家庭醫學科是一個全方位的科別，強調「全人、全家、全程、全隊、全社區」照護，這也是健康促進醫院致力推廣的「五全」整體醫療。證嚴法師創辦慈濟醫院最著重的是「以病人為中心」的療癒與膚慰，而五全照顧正是以病人為中心的體現，王醫師投入慈濟醫院三十年來身體力行，可說是全人醫療的最佳代言者。

德不孤，必有鄰

有一次，我跟上人報告：「德不孤，必有鄰」，說的是一九九五年在美國協助創辦慈濟義診中心時的小故事。當時因爲對美國法令一竅不通，請了顧問公司協助申請執照，該公司的代表告訴我，申請過程繁雜需收費一千八百美元。我說不行啊，我們是非營利組織，是爲窮苦病人義診，實在沒有那麼多經費。她說：「那最低價一千五百美元，不能再少了。」我後來跟那位女老闆討價還價講了老半天，最後以一千兩百元美金定案。

後來發現，美國法規確實很嚴謹，比方一個門的高度要多高、無障礙廁所內必須保留輪椅可以在裡面轉彎的空間、洗手台的水龍頭一定要有熱水等等諸多細節。顧問公司協助檢視，我們一一改善，就在他們寫完報告準備提出申請前，再度前來確認時，看到我們已經先把「Tzu Chi Free Clinic」（慈濟義診中心）招牌掛上大門，這位老闆便問，您們這個「Free Clinic」是什麼意思啊？我說，就是免費呀。她又問，看病免費嗎？我說，是啊。她再問，「那拿藥呢？」我說，也免費。我們跟藥廠採購效期還有六個月以上並且大多是一千顆一瓶的大罐裝藥品，來降低採購經費，藥師再來細分三天份、五天份，一包包分好提供給病人。

她又問，「那您們抽血檢查怎麼辦，也免費嗎？」我說，當然免費，檢驗科就在中心隔壁，我們抽完血就送到隔壁檢驗，每個月結一次帳。這位女老闆驚訝地說，「真的有這樣的事啊，那一千兩百美元的代辦費，就不收了。」當下真感動，所以我說：「德不孤，必有鄰」。

我講這個故事時，王英偉也在場，他一聽，便提起他在巡迴醫療時的經歷。那時，王英偉剛開始推動偏鄉巡迴醫療，而要上山、去部落幫民眾打疫苗，需要一個可攜式的車用電冰箱來保存疫苗。他去電器行買冰箱，跟老闆討價還價，老闆直說成本降不下來，不能再低了，後來終於談成折扣。冰箱要搬上車前，老闆隨口問了王英偉，你這個小冰箱到底要做什麼用啊？王英偉回答：「我們要去部落義診，疫苗不能不冰，如果需要抽血檢查時，那些檢體血液也得冰，所以需要冰箱。」電器行老闆一聽，得知王英偉從花蓮最北邊的太魯閣、中橫山上到最南邊的卓溪、富里都前往，便爽快地說：「你們跑那麼遠去義診，那我不收錢，這個冰箱您們拿去用就好了。」

這告訴我們，每個人都有他的善良本性，只是平時沒有機會表達，只要遇到機緣，人人都是樂於付出的。這個故事也呈現出王英偉親力親爲的個性，缺什麼，他便親自去張羅，而不是要醫院或同事幫他準備好。

不僅如此，我們早期去偏鄉巡迴醫療沒有司機，那誰開車呢？王英偉就自己開車，一趟來回多遠啊，光是交通少則兩、三小時，多則五、六個小時，他當時是家醫科主任，卻以身作則醫師兼司機，來照顧花東偏遠地區的民衆。

最美的人文醫療

除了投入偏鄉巡迴醫療，在證嚴法師的慈悲支持下，王英偉也創辦了臺灣東部第一間安寧病房——花蓮慈濟醫院心蓮病房。安寧病房可說是呈現醫療本質最好的地方。爲什麼這麼說呢？醫療有兩個面向，一個是技術面，另一個是人文面。當我們已經無法透過開刀、放療、化療等醫療技術來治癒病人時，還能積極介入、減輕病人痛苦的就是

「人文關懷」。

所以安寧療護是呈現醫療人文最淋漓盡致的地方，王英偉選擇這樣的場域去付出，他以愛與關懷，無微不至地照顧病人及家屬。「心蓮病房」裡的護理師、醫師乃至社工師、心理師等，也在王英偉一脈相傳的帶領下，呈現出最美的醫療人文。

慈濟的安寧照顧，也從花蓮慈濟醫院的心蓮病房開始萌芽、傳承、開枝散葉，進而在其他院區成長茁壯。這二十四年來，花蓮慈濟醫院心蓮病房不但是慈濟推動安寧照護的起點與典範，更肩負起培育東部安寧療護人才的重任，而海內外前來參訪與學習的醫療專業人士，更是絡繹不絕。

二〇一六年，王英偉借調爲國民健康署署長，更將他原本在家庭醫學科的強項——長年在各個場域推廣「預防醫學」、「健康促進」發揚光大。過去在醫院，我們所推廣的健康觀念三部曲是：由治療疾病到預防疾病，再由預防疾病推廣健康促進。王英偉不僅致力於推動全民健康促進、高齡友善，也依然持續關懷偏鄉醫療，透過「智慧醫療照護科技」與在地醫院合作，照顧偏鄉民衆的健康。欣見這位醫術與醫德兼備的仁醫出版《從樂活到善終》一書，誠心推薦本書，樂爲之序。

【自序】

走一條實踐的道路

新書即將完成之際，最困難的是如何爲它找一個最適合的名字。過去投入了多項不同領域，也對該領域有一定的付出與積累，書中把我過去的經驗，做了整體的回顧。本書書名「從樂活到善終」，正好把其中的精神，做了很好的闡述。

學生時代，參與了很多服務性質的社團，畢業後選擇了與民衆第一線接觸的家庭醫學科，有機會到臺灣東部的偏鄉服務、也參與國外醫療援助，從社區長者的照顧到臨終陪伴，這些難得的經驗，剛好是日後發展全生命歷程健康照顧的基礎。

非常感謝過去指導我的師長，謝維銓教授是我臺大住院醫師時期的家醫科主任，他告訴我「醫療只是一個手段，如何使社區民衆更健康才是目的」；在慈濟大學的醫學人文課時，賴其萬教授把病人帶到教室，讓學生更能了解病人的世界，是一個以人爲中心的典範學習；李明亮教授在擔任衛生署署長時告訴我，他最想做的事是提升民眾的健康教育。前輩的教誨，都烙印在我心中，也引導我過去多年對全人服務的投入。

作爲醫師、老師及政府的行政主管，在不同角色的轉換中，深切體會「醫病、醫人、醫國」的三個層次。「醫病」不只是把病人的病照顧好，還包括了病人的身心靈整體照顧，這是最基本的開始。書中整理了過去在花蓮慈濟醫院心蓮病房推動的住院與居家安寧，如何努力落實安寧療護五全照顧「全人、全家、全程、全隊、全社區」的精神，把服務送到偏鄉的每一角落。

「醫人」層次，除了病人的全人照顧外，也包括了家屬、社區民眾以及健康服務的提供者，提升民眾的健康識能，讓他們更能對自己的健康負起責任，同時參與健康照護與決策；提升醫護人員健康識能的能力，讓他們更能以淺白易懂的方式與民眾溝通。在國健署期間推動的國家健康識能行動計畫，希望能落實李明亮教授的期許。

醫學人文教育，是對負責「醫人」的醫師、醫學生重要的基礎訓練，多年前參與賴其萬教授負責的教育部醫學人文計畫，同時結合慈濟人文的醫學教育課程，開創了多項實務教學模式，讓慈濟大學的醫學人文課程，受到醫學教育界的高度肯定。

「醫國」的層面很廣，以健康照護的國家政策來說，傳統醫療模式較重視疾病的治療，全民健康保險提供很好的制度，達到世界衛生組織近年倡議的「全面健康覆蓋」（Universal health coverage, UHC）。若從疾病預防與健康促進角度而言，國民健康署則扮演了另一個重要的角色，一如世界衛生組織強調健康促進的基本精神是爲民衆「增能與賦權」、以人爲中心的照顧（Person centered care），策略是在生命中所處的不同場域執行，回想多年來自己對健康促進的投入，推動了包括健康促進學校、健康促進職場、健康促進醫院、健康促進市場、健康促進社區、高齡友善社區……等，部分計畫尚在推動階段，仍有很多進步空間；然而，也有不少計畫獲得海內外很好的評價，書中也把這些過程做了簡單的描述。

醫學系畢業後申請臺大家醫科住院醫師時，謝維銓教授問了我三個問題：「你的臺語成不成？你會不會離開臺灣？你將來會在那裡服務？」那時我回答：「臺語溝通沒有問題、不會離開臺灣、將來要到東部服務。」三十年前來到東部慈濟醫院服務時，證嚴上人希望我能提供部落的偏鄉醫療，在他眼中「衆生平等、尊重生命」，不管是偏鄉或生命末期，都應該受到同樣的照顧。多年前的承諾，如今都一一實現了。

在過去的歲月中，感恩父母在重視升學的環境下，仍容忍我參與許多社團服務，這對我日後的發展有很大的影響。而工作中能實踐上人的期許、遵循師長的教誨、以及有能力爲衆生服務，更是自己最大的福報。

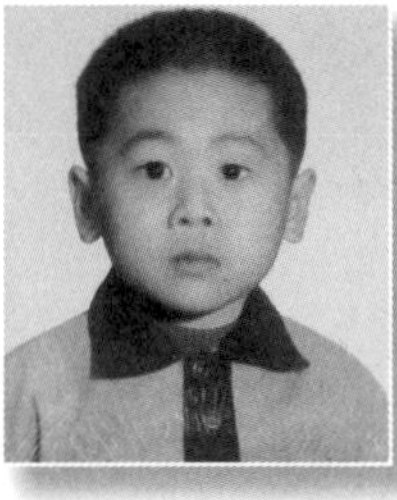

01

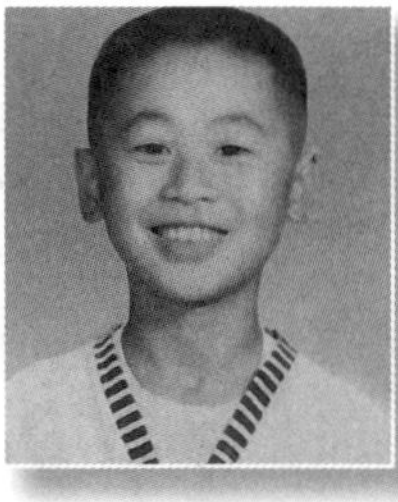

02

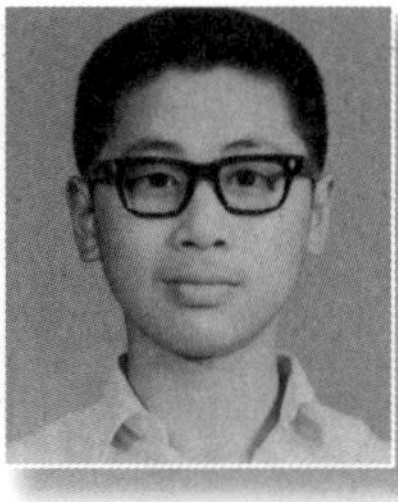

03

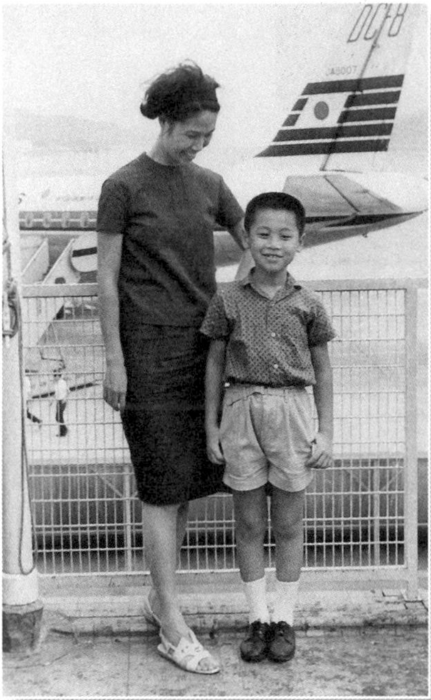

04

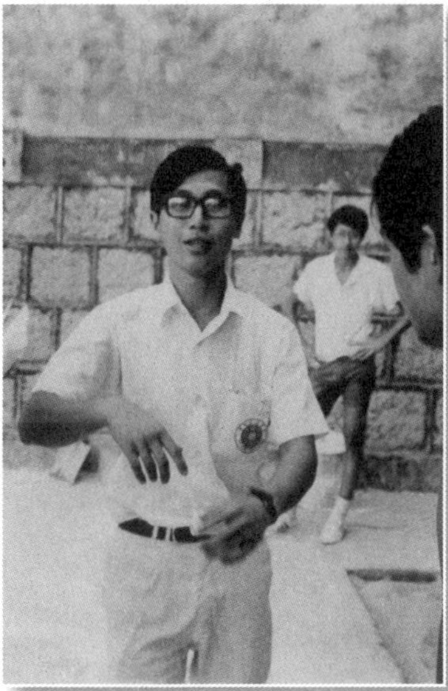

05

01、02、03 從童年到中學時期的王英偉。

04 年幼時的王英偉與阿姨合影。

05 中學時期擔任級社社長的王英偉。

*本書未標註照片提供者，皆為王英偉先生提供。

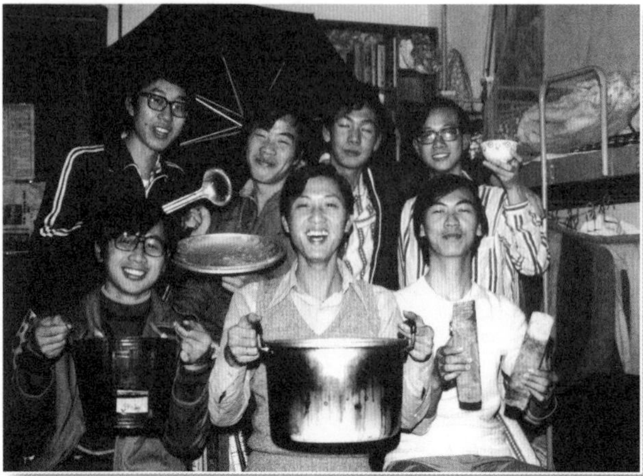

06

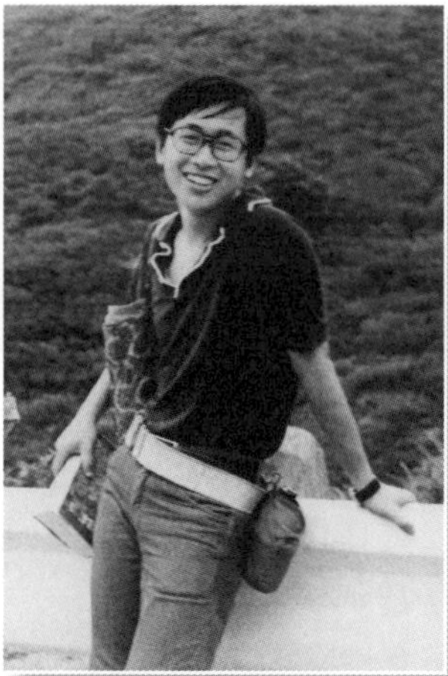

07

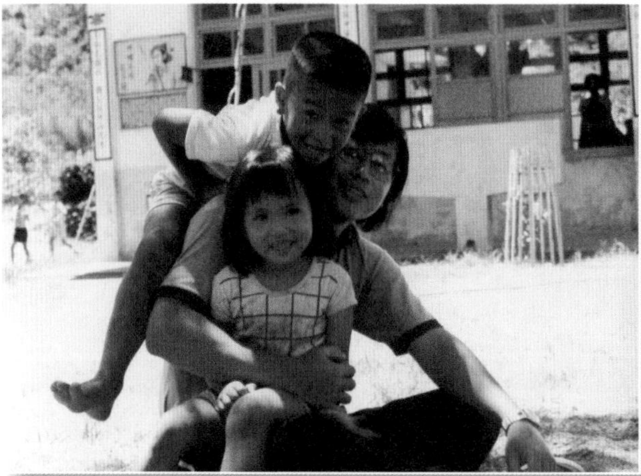

08

06 臺大醫學系時期，王英偉（前排左一）與大學同學於宿舍合影。

07 高中畢業旅行。

08 王英偉參與臺大慈幼社—山地服務隊，在臺東新武部落與在地孩子合影。

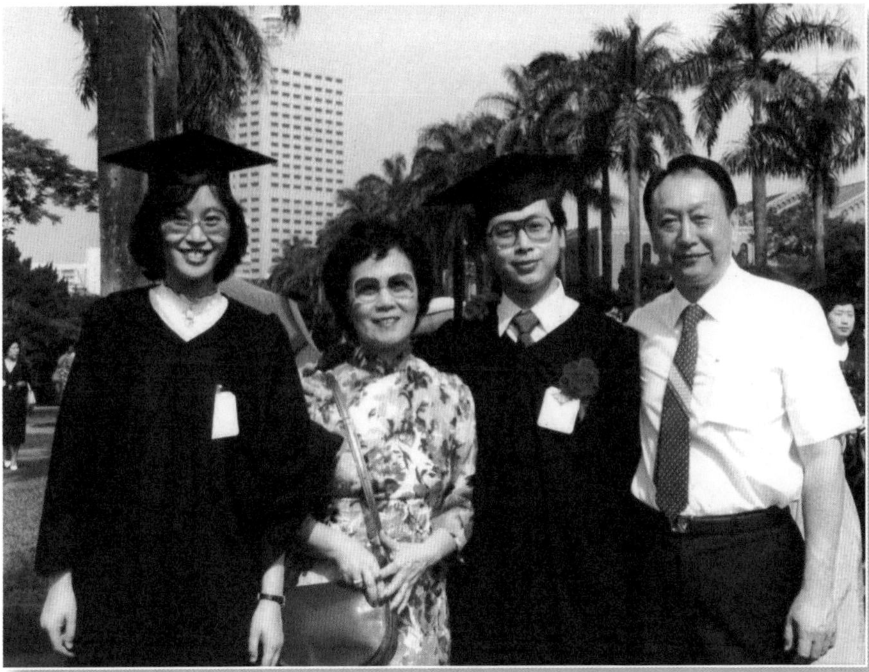

09

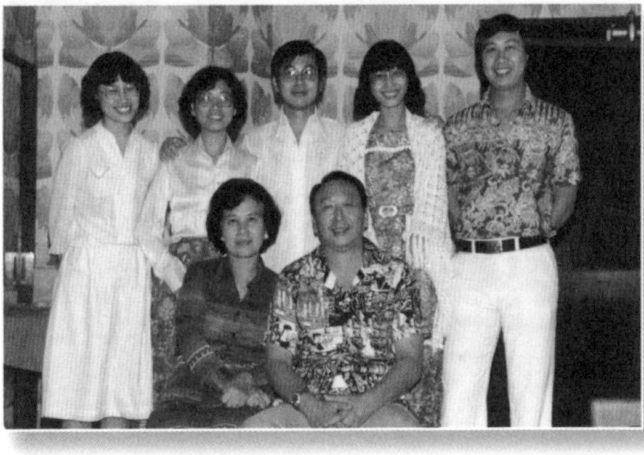

10

09 王英偉與妹妹同時畢業，妹妹為臺大牙醫學系，與父母親合影於臺大。

10 王英偉（後排中）與父母、兄長、姊妹合影。

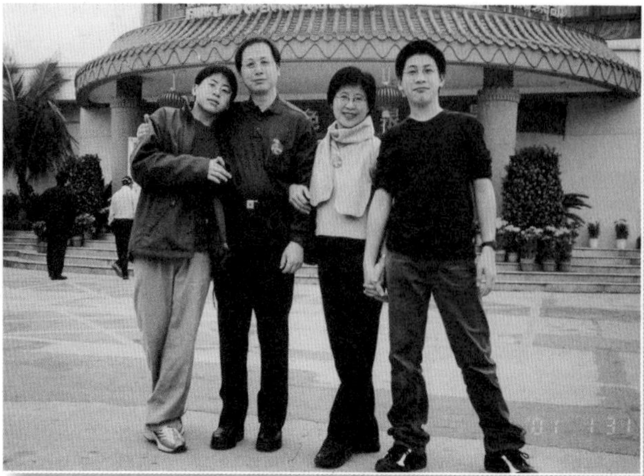

11

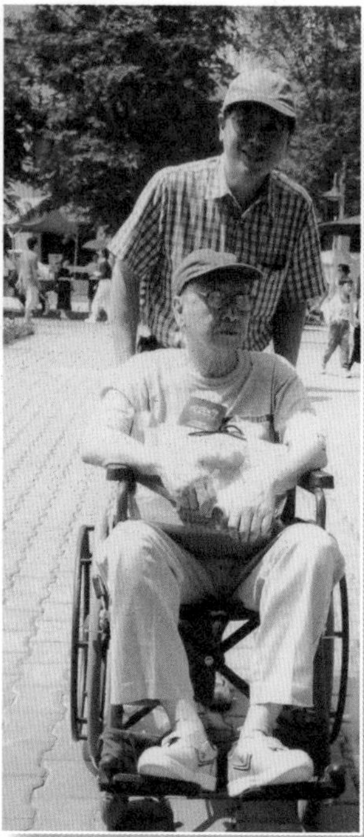

13

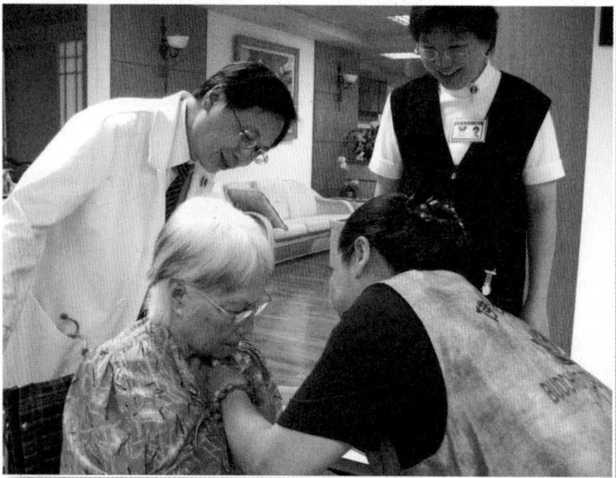

12

11 2001年，王英偉與妻子吳淑娟及兩個兒子一家合影。

12 王英偉帶母親一起參與心蓮病房母親節活動，病房志工為王媽媽別上康乃馨。

13 王英偉帶著父親於花蓮慈濟園區參與活動。

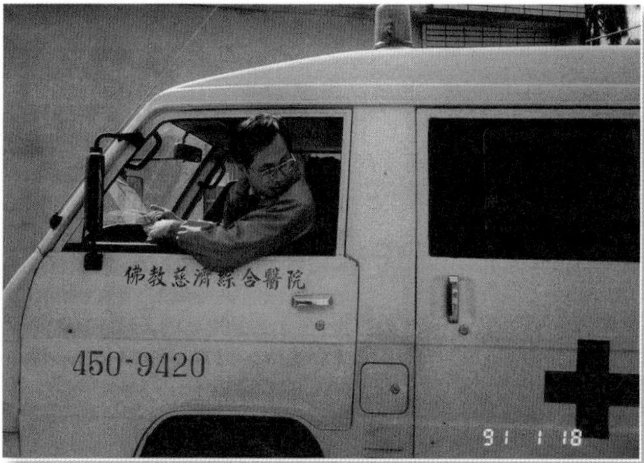

14

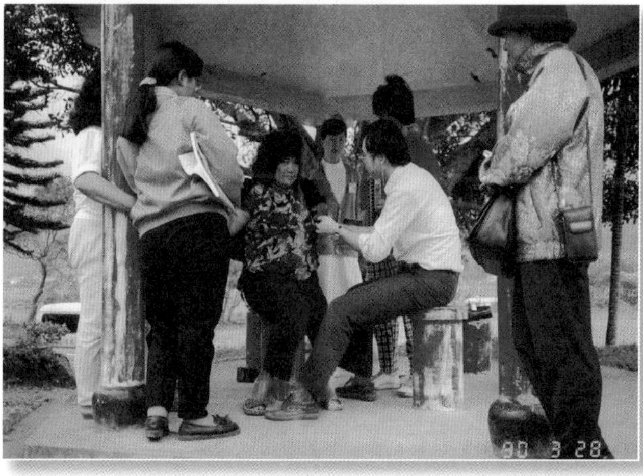

15

14 1990年起，王英偉「醫師兼司機」開啟了花東地區偏鄉巡迴醫療。

15 王英偉在山間村落的涼亭裡、大樹下、廟口前、學校教室、幾近廢棄的衛生室裡，為偏遠地區的民眾義診。

*照片為慈濟基金會提供

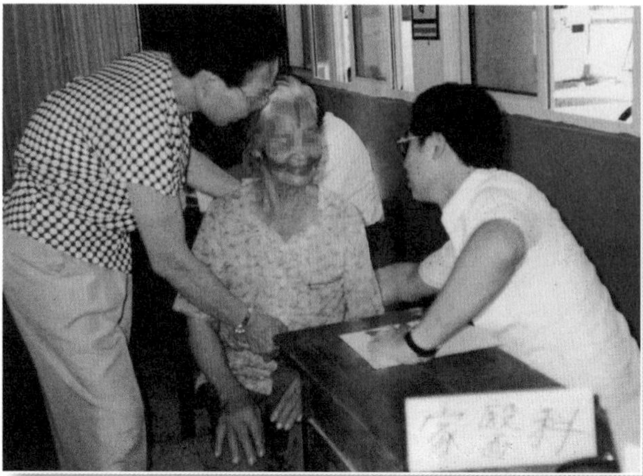

16

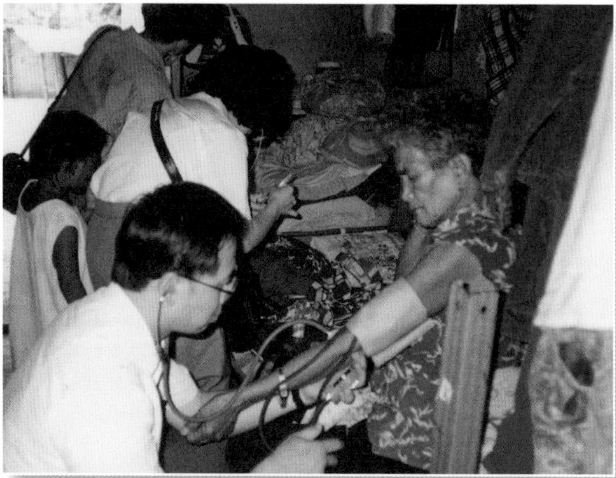

17

16 偏鄉巡迴醫療時，王英偉（右一）偶爾會遇到紋面的原住民長輩前來，透過志工以日語翻譯來問診。

17 除了定點義診，王英偉也前往行動不便的長輩家往診。

*照片為慈濟基金會提供

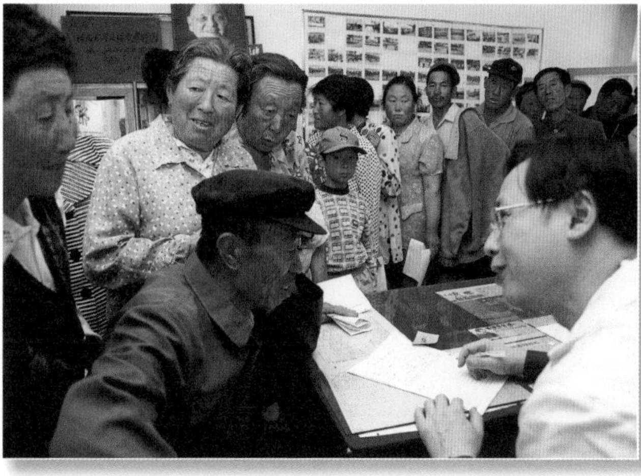

18

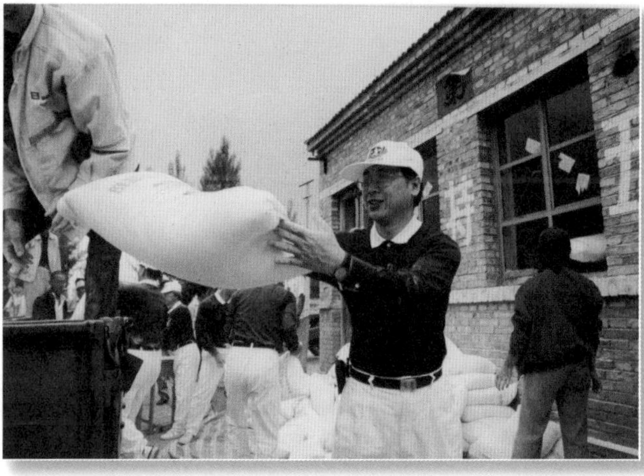

19

18 1994年，王英偉（右一）隨慈濟基金會前往湖南賑災義診，他的親和受到在地民眾信賴。

19 2001年，王英偉隨國際慈濟人醫會前往內蒙古賑災義診，也協助搬運即將發放的麵粉。

*照片為慈濟基金會提供

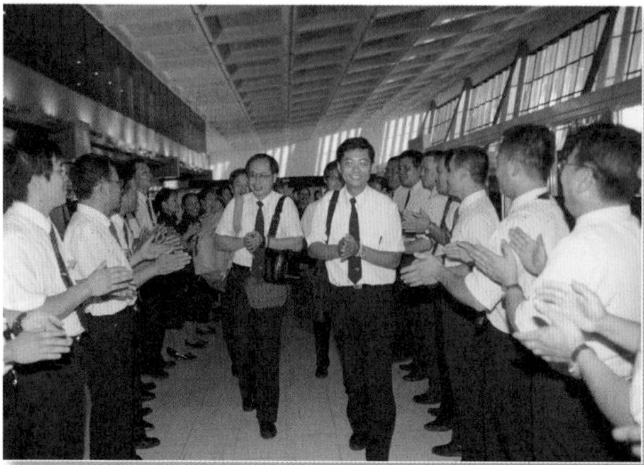

20

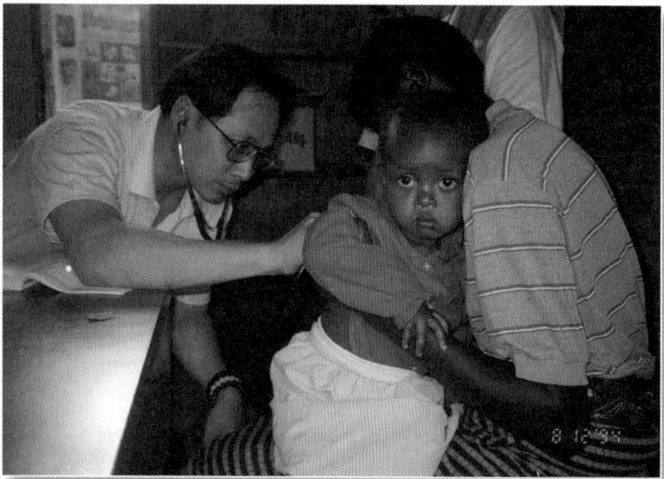

21

20 王英偉醫師（左）與徐祥明師兄前往盧安達前，在機場受到六十多位慈濟人的祝福，讓在場的外交部官員對慈濟的向心力大為讚歎。

21 王英偉在盧安達義診，最不捨的，是已無淚無聲的無辜孩童。

*照片為慈濟基金會提供

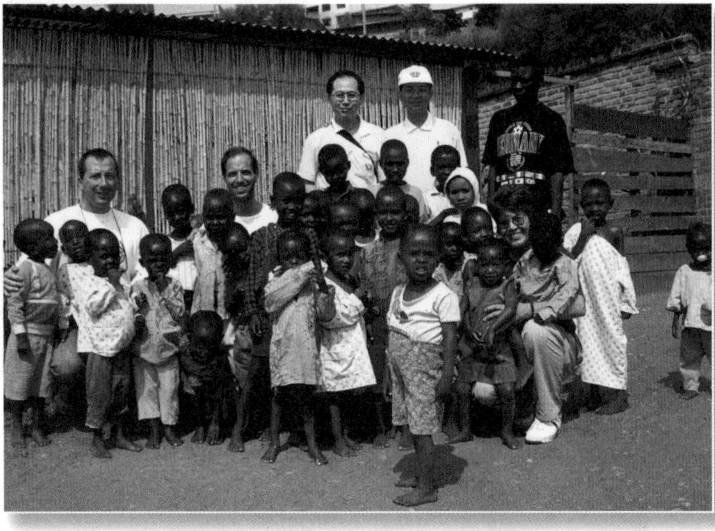

22

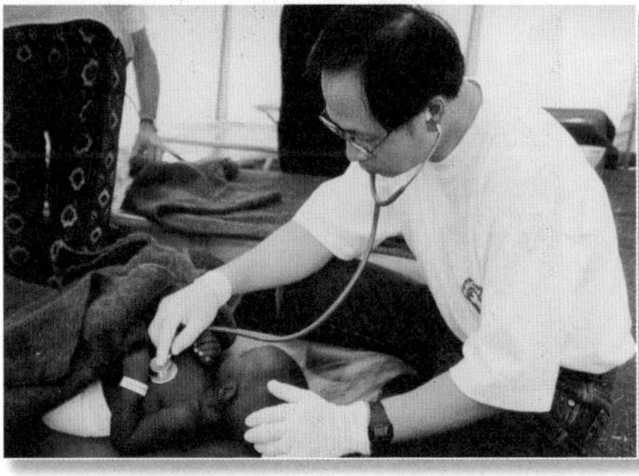

23

22 王英偉（後排左一）及世界醫師聯盟組織的醫師在盧安達與當地孤兒院孩童合影。

23 王英偉在薩伊戈馬城的野地帳篷醫院裡，為盧安達的難民孩童看診，他是現場唯一一位來自亞洲的醫師。

*照片為慈濟基金會提供

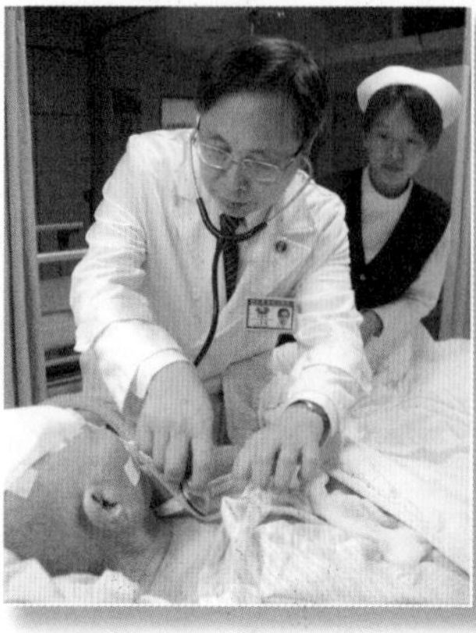

24

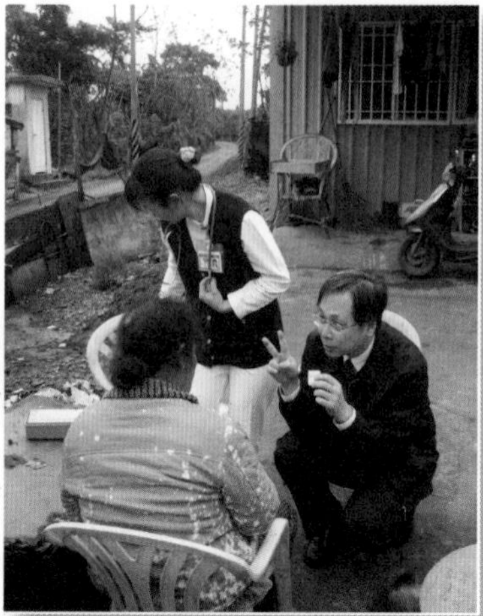

25

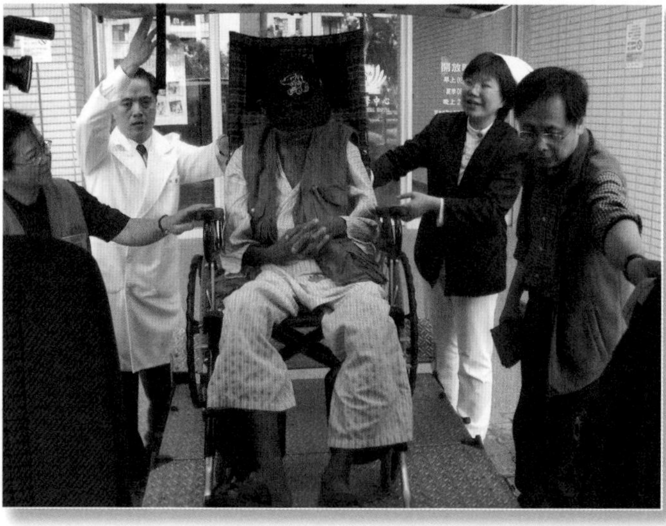

26

24 在心蓮病房裡，王英偉帶領團隊「不擇手段」的照顧病人。

25 王英偉前往病人家中，細心為居家病人看診。

26 大年初一，王英偉醫師（右一）先幫病人將家當、氧氣搬上車，親自開車送病人回家（左二為來送行的花蓮慈院院長林欣榮）。

*照片為慈濟基金會提供

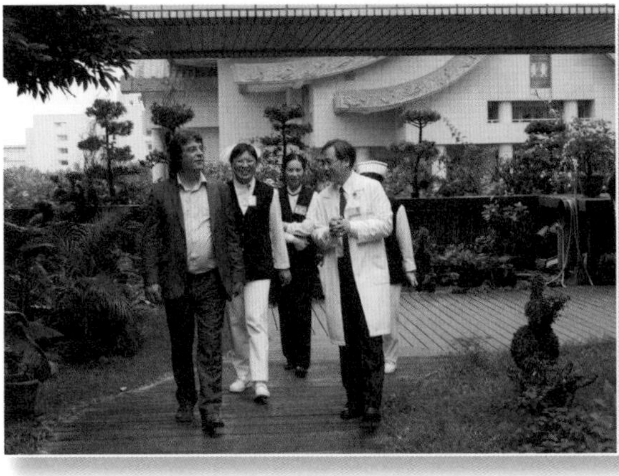

27

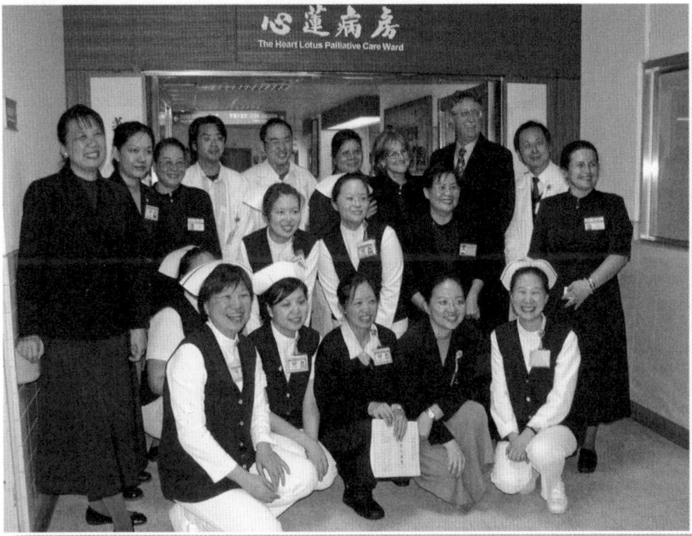

28

27 王英偉醫師帶領英國諾丁漢大學（University of Nottingham）教授參觀心蓮病房空中花園。黃思齊／攝

28 擔任心蓮病房主任二十餘年的王英偉（後排右二），形塑安寧療護典範並將慈濟心蓮推向國際，圖為美國夏威夷安寧療護組織（Hospice Hawaii）於2007年參訪心蓮病房與團隊合影。程玟娟／攝

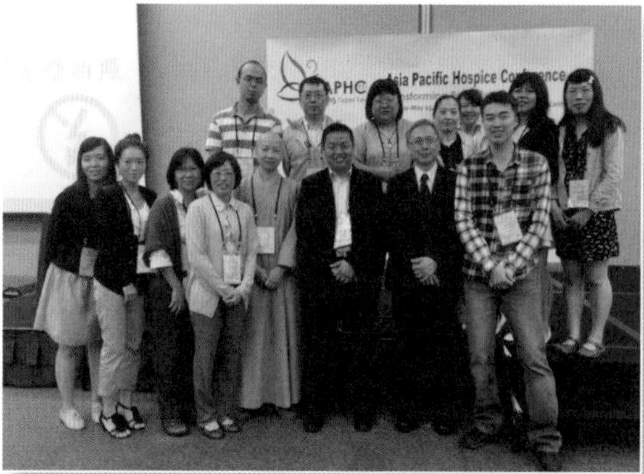

29

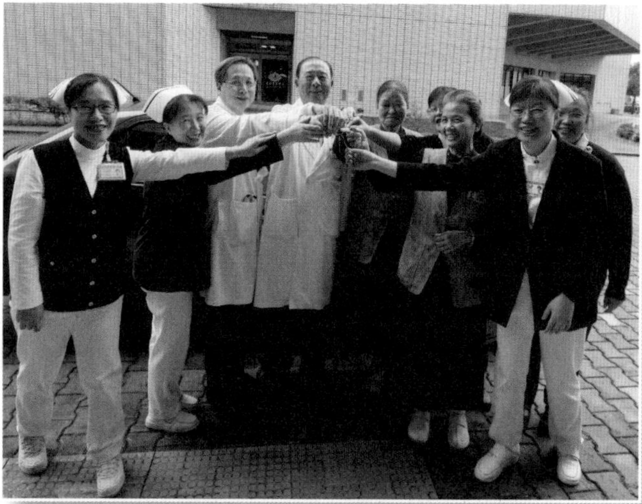

30

29 2015年在臺北舉辦的亞太安寧療護會議（APHC），王英偉（前排右二）與花蓮慈濟醫院心蓮團隊成員合影。

30 昔日病人家屬蔡秋雀師姊（左五）後來成為慈濟委員及病房志工，她贈車給心蓮病房做為居家訪視車。圖為交車儀式，左四為花蓮慈院副院長許文林，左三為王英偉。彭薇勻／攝

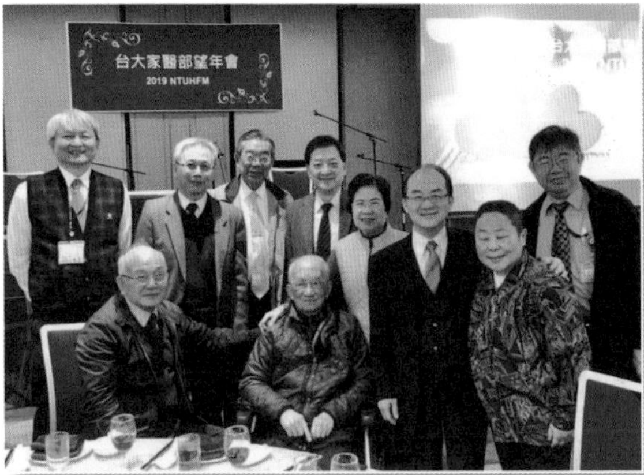

31

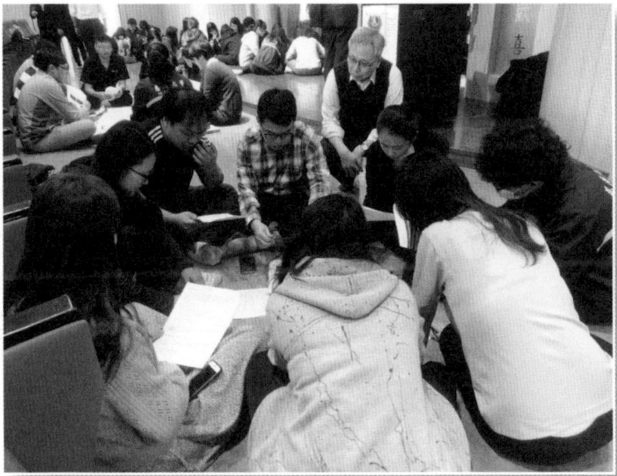

32

31 2019年臺大家醫部望年會，前排左二為王英偉的恩師——謝維銓教授，是臺灣家庭醫學科的先驅。（後排左二為王英偉）

32 王英偉在慈濟大學舉辦「跨團隊合作」工作坊，邀請醫學系、護理系、物理治療系、社工系的老師一起帶領學生跨領域合作。楊金燕／攝

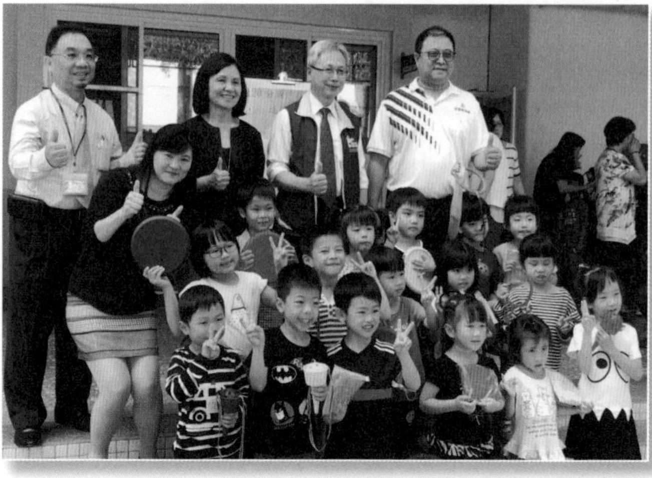

33

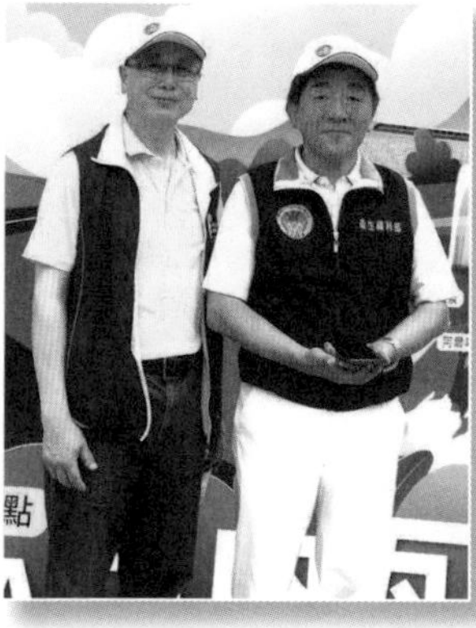

34

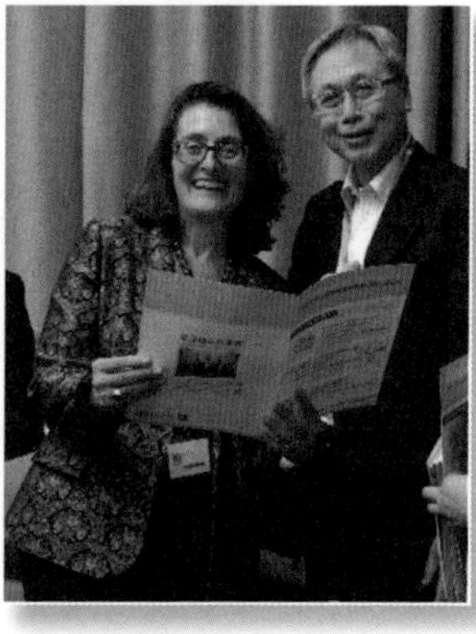

35

33 王英偉（後排右二）於2001年借調為國健局（現國健署）副局長期間，即積極推動健康促進學校，圖為2019年嘉義縣健促學校國際認證金質獎學校揭牌典禮，與在地衛生局主管及孩子們合影。

34 2019年世界衛生日，衛福部部長陳時中與王英偉共同為促進國民健康而努力。

35 2019年王英偉於WHA（世界衛生大會）向國際失智協會執行長Paola說明臺灣失智行動綱領。

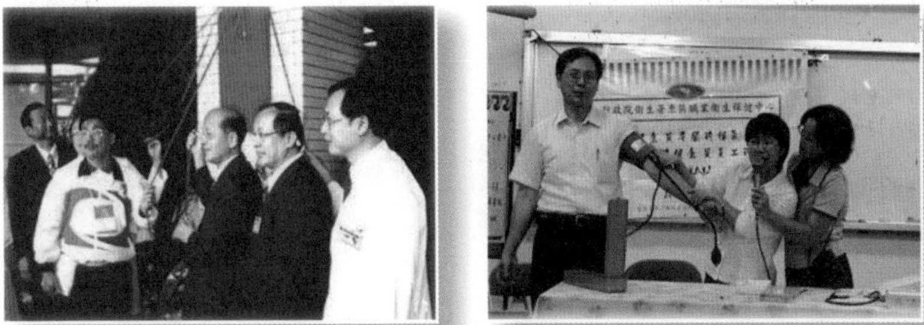

36

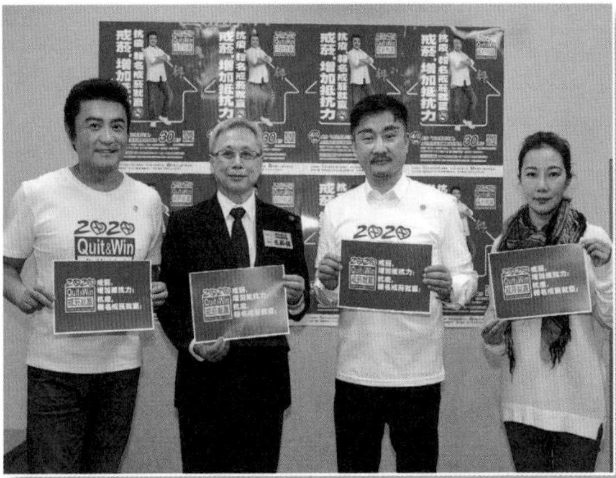

37

36 2000年起，王英偉推動「職業衛生保健中心」，率隊前往消防隊、鐵路局、大理石廠、計程車隊、板模廠、剪髮美容院等，為花蓮各職場的勞工健康把關。

37 2020年，國健署推廣戒菸，王英偉（左二）見證藝人李羅（左一）戒菸抗疫且「揪朋友來戒菸」。

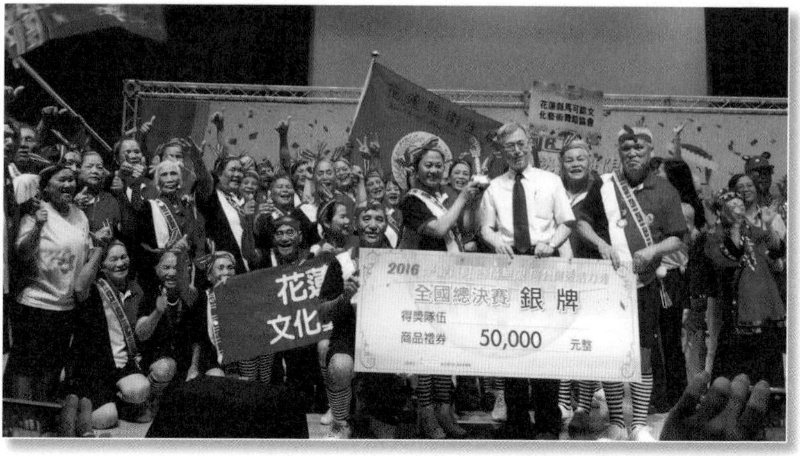

38

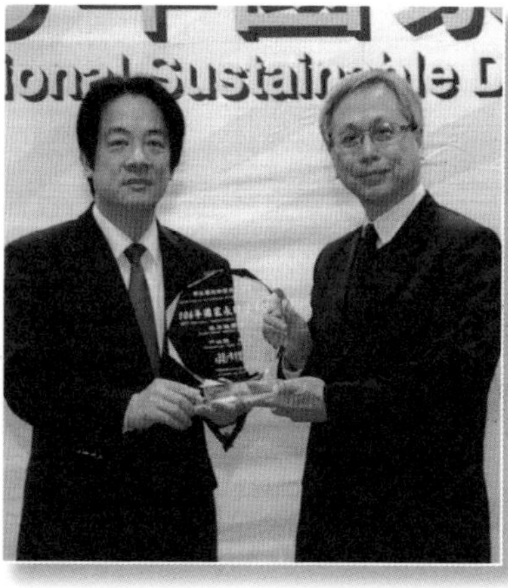

39

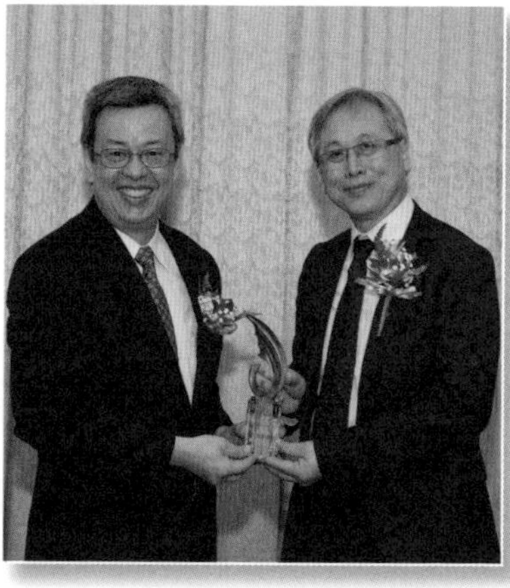

40

38 2016年，國民健康署舉辦「樂齡寶貝．阿公阿嬤活力秀」，王英偉署長到場頒獎並與他最愛的原住民阿公阿嬤合影。

39 2017年，衛福部國健署的高齡友善健康服務計畫獲得「國家永續發展獎」，由時任行政院長的賴清德先生頒獎。

40 2019年，王英偉獲頒臺灣安寧緩和醫學學會20周年傑出貢獻獎，由時任副總統的陳建仁先生頒獎。臺灣安寧緩和醫學學會／提供

目錄 CONTENTS

目錄 CONTENTS

目錄 CONTENTS

Part. 1

醫者風範三代傳承

從廣州到香港，不到一百五十公里的路程，王英偉一家人卻花了兩年時間才抵達。變動的大時代，讓時間與空間成了難以捉摸的存在，離開出生的原鄉時，年幼的王英偉並不知道，此後再也回不去了。父親帶著一家人轉身迎向香港，這個開啟他青春歲月的地方。

1 大時代下的遷徙路

夜幕低垂，在醫院看完診才回到家的父親，並不打算休息，而是拉起小兒子王英偉的手，提著公事包往外走，「走，我們去看奶奶。」

父親王鴻恩帶他穿越熟悉的小路，天色越來越黑，走著、走著卻來到一處完全陌生的地方，搭上車時，年幼的王英偉並不知道，此後，他再也回不去出生的家鄉——廣州。

那是一九六〇年，王英偉四歲。

中國大陸剛經歷過「反右運動」的階級鬥爭，五十五萬名被劃爲右派的分子，歷經下鄉勞動、家破人亡的慘境；隨後的「大躍進」引發空前的「三年大饑荒」（一九五九—一九六一）。

王英偉的父親眼看著山河變色，村裡相識熟人突然被打成「右派」遭受批鬥，交遊廣闊的他設法變賣家當，開始了逃離之路。

爲了避人耳目，他將妻小留在廣州，只帶著最小的兒子王英偉以「探親」名義前往澳門，深夜裡搭了三、四小時的車程，抵達澳門。

父親將王英偉交給住在澳門的媽媽照顧，而當時在葡萄牙統治下的澳門，經濟不佳、對中國來的華人也不友善，他隨即隻身前往香港尋找工作機會。留在奶奶家的王英偉，起初還會問道：「爸爸什麼時候才會來帶我回家？」

幾回後，他似懂非懂的明白，不好再問了。他在澳門讀了幼兒園，在長輩悉心照顧下，漸漸適應了澳門生活。兩年後，父親把王英偉接到香港，「那次坐了好久、好久的船，是一艘又大又慢的船。」他說。

一家人終於團聚

一九六〇年代初期，大陸有不少人爲了求生而偷渡到英國殖民地香港，也常有渡客墜海的意外，而王英偉是幸運的。六歲的他，坐了好幾個小時的船，平安抵達香港。

在父親安排下，母親也帶著最小的妹妹從廣州前往澳門，再到香港。大時代的變動讓年僅小學五、六年級的哥哥和兩個姊姊被迫提早獨立，三個小兄妹互爲依靠，強忍內心的恐慌、獨自搭船前往香港，當他們順利抵港時，爸媽總算放下心中大石，一家人終於團聚了。

這是分了三趟旅程、時隔兩年才換來的相聚。而每一次啓程都懷著未知的恐懼，得眞的下了船、踩到地，才有如釋重負的安心。王英偉說，他後來才知道，父親帶他離開時，早已抱定了離鄉是一條只去不回的單行道。反右運動的批鬥歷歷在目，父親只求子女平安長大、對未來仍懷有冀望，不再恐懼。

他們告別了祖父在廣州創立的醫院，也告別了寬闊宅院。王英偉的父親考上香港公職醫師，一家七口擠在兩個小房間、不到二十坪的小公寓裡，展開新的人生。

2 祖父是廣州最早的西醫

王英偉的父親、祖父都學醫，祖父王德光更是廣州最早開設西醫院的華人之一。王德光來自廣東南海西樵，畢業於廣州培英學堂（後為培英中學），民國初年進入廣東公醫醫科專門學校就讀。在校期間，他刻苦勤學，受到當時公醫附設醫院院長的青睞，畢業後留任公醫醫院擔任醫師，還曾擔任醫院院監及代理院長等職位。

王德光精通外科、內科、兒科、婦科，尤其擅長外科手術。一九二九年，他在廣州創辦「王德光醫院」，是由兩棟巴洛克式洋房所組成的醫院。

他救治無數病人，更常為貧苦人看病。他總要病人先治療、先吃藥、後付費，有困難的就不收診治費，被在地鄉親譽為「萬家生佛」，猶如人間菩薩。除了樂善好施，傳言他「開刀不開口」，總是謹言的王德光卻有著仗義行俠的底氣。

一九三二年，淞滬抗日戰爭十分危急，那是中國和日本第一場大型會戰，王德光不畏艱險，主動組織醫事團並擔任團長，前往上海支援軍隊的救護工作。他的好風評，讓他當選中華醫學會廣東支會第四屆會長。

一九三八年，日軍逼近廣州，王德光結束醫院，帶著全家避居澳門。期間，王德光服務於鏡湖醫院，但在葡萄牙殖民統治下，只准許外籍醫師為病人開刀，華人沒有施行手術的權力，在首任院長的爭取下，王德光協助建立了由華籍醫師主持的手術室，開創澳門先例，讓澳門華人求醫之路不再坎坷難行。

一九五〇年春天，王德光因胃疾赴美國醫治，不幸於同年五月病逝紐約。

「我出生時，祖父已經往生了。不過聽了很多他的故事，他可能是廣州最早期的華人西醫，他開了一家醫院，他對病人、對當地的民眾都很關心。」王英偉說，這讓他從小就想效法祖父的精神。

3 在香港的年少時光

王英偉的父親王鴻恩，在祖父栽培下同樣成為醫師，卻在動盪不安的時代，被迫離開家鄉、離開祖父創建的醫院，來到人生地不熟的香港九龍，為自己、更為子女，開拓一條安身立命之路。

「父親雖然是醫師，但實際上是公務員，所以當時生活也滿辛苦的。」王英偉說，雖然經濟拮据，父親仍讓五個子女接受正規教育，王英偉小學畢業後就讀培正中學，熱衷參與社團，種下日後服務社會的種子。

培正中學的歷練

因為祖父、父親都是醫師，王英偉從小對「學醫」耳濡目染。然而，真正影響他走上學醫之路的，卻是培正中學的六年時光。

王父爲孩子所挑選的培正中學，是所百年名校，也曾培育出獲得諾貝爾獎的物理學家——崔琦、獲得菲爾茲獎（國際傑出數學發現獎）的丘成桐等傑出校友。培正最著名的設計是「級社制」，讓學生在入學之初，投票選出該年級的級社名稱、設計社旗，以培養對社群的責任感及團隊精神，讓每個「級社」從中學一到六年級（當時香港中學體制）慢慢發展，形成可以互助合作的強大力量。

王英偉那一屆選出的級社名稱是「昕」社，他從初一就被選爲社長，要組織人力、橫向溝通協調，對全年級三百多位同學負責。連續三年擔任社長，到了四年級時，他哀求換個人吧，終於休息半年，到了四年級的下學期，又被推選爲社長。

他自嘲：「因爲我這個笨蛋願意服務啊。」社長什麼都要做，要籌辦晚會、運動會、球賽等，要跟各班班長協調，也做爲與師長溝通的橋梁。因此中學時期的王英偉幾乎整天往外跑，忙著社團大小事；要不就是把同學帶到家裡，一起工作，從製作隊旗、隊服到啦啦隊道具等，「家裡常被我搞得天翻地覆。」爸媽還曾叨念他：「你這小子，老是出賣我們，怎麼把家裡的東西都拿出去了。」他還常跟爸媽要些零用錢，去貼補社團製作道具的不足。

有趣的是，他也發現，「願意一起打拚、做死做活的，都是同一群人；然後另一些人就會等著看好戲，時不時放冷槍、扯後腿。」直到中學五年級時，一場啦啦隊比賽，才拉近了彼此的距離。

那年，昕社以「舞獅」為主題參賽，每天放學後，同學們到社區的天臺練習舞獅，在滑稽跌摔、不斷修正與歡笑中，意外地把大家凝聚起來，過去習慣扯後腿的「反對派」同學也一起投入練習。

更振奮人心的是，昕社彼此合作、齊心練習的氣勢，最後打敗了公認最強的對手，以舞獅奪得第一。

「那幾年擔任社長對我影響滿大的，透過人與人的互動，更能體會別人的想法，也知道參與工作者的辛苦。因爲要負責一個年級裡三百多位同學，也訓練出對人的專注力、溝通協調及正向能量。」

這個經驗更讓王英偉體認到，「要好好做一件事，必須能同理、了解別人。」這正是合作的基礎。每次辦完活動，他便思考，「今天是否哪裡有出錯，如果下次要再辦，可以怎麼讓它更好。」這個「反思」的習慣，對他影響至今，「到現在我在做醫學教育時，還是會帶著學生以『反思』來強化整個學習歷程。」

中學的歷練，讓王英偉更想踏上學醫之路，對他而言，醫師要秉持的正是這種無私服務與奉獻的精神。

4 走上學醫之路

「小時候，媽媽會陪我們寫功課，但到了中學就是靠自己了。因爲家裡孩子多，爸爸忙工作，媽媽忙家務，很難一個個盯著我們。」王英偉說，父親、母親無暇盯管成績，也極少給他限制，總讓他自由發揮。

大學考試即將到來，總是忙著參與社團的王英偉，有辦法應付隨之而來的大考嗎？旁人常說他們一家人都有會讀書的「天分」，王英偉卻說，「不能光靠天分，我其實也滿努力的。」

當時他的大哥已來臺灣就讀高雄醫學院（現爲高雄醫學大學），讓王英偉也想前來臺灣求學。奮力一搏下，一九七五年，十九歲的王英偉如願考取臺大醫學系。

第一次飛抵臺灣，接機的不是在高雄念書、實習的大哥，而是在臺大就讀的培正中學學長。「培正同學會的凝聚力很強，我們十幾位同學安排在同一時間抵達臺灣。」王英偉還記得，學長帶著他和同學，來到臺大第七宿舍，就在公館的自來水廠那一帶，靠近山，後面都是墳墓。

那是個兩層樓的木造宿舍。走進房間，是八人一間的上下鋪，灰塵滿布，看起來相當老舊。王英偉見狀，捲起褲管、袖子，便開始打掃，「我們幾個同學，邊掃、邊擦、邊談笑，把打掃搞得很快樂。」不過兩、三個小時，宿舍已煥然一新。

帶頭的學長，原以爲學弟們看到宿舍會大失所望，萬萬沒想到他們毫無怨言、歡樂打掃，也讓他對學弟們刮目相看。學長帶著初來乍到的他們去臺大人最愛的「臺一木瓜牛奶」吃冰，吃完後，王英偉悄悄跑去付錢，打心裡感謝學長前往接機、一路帶領。

到了第二年，王英偉被臺大培正同學會推選爲會長。「基本上我是滿被動的，也從來不是那種想爭取能見度的人。」王英偉說。然而他的和善、默默助人又不擅拒絕，常是同學心中「最有擔當」的不二人選。

參與社團，走進部落

王英偉自認大學時期的他，屬於乖乖念書牌，成績中等，到了醫學系五年級開始實習後，開竅了，成績也跟著攀升。大學期間，對他影響最大的事則是參與「臺大慈幼社」的「山地服務隊」。

跟著慈幼社，去了距離臺北六小時車程的山間部落，這才發現，臺灣不是只有「臺北」跟「臺大」，還有一個截然不同的世界！

當時慈幼社有近百位成員，每到寒暑假，大約十來位學生分別到各個部落服務，王英偉前往的是位於臺東的新武部落。一起參與的還有農推系、森林系等不同系所的隊友，有些隊友負責部落孩子的課業輔導，而醫學系則擔當醫療及義診。

才要升大五的王英偉，連臨床實習都還不熟悉，就募來一堆藥品。雖然也邀請臺大住院醫師前來，但僅支援一到兩天，接下來就要靠自己了。

「當時實在太年輕了，什麼都不懂，還跑到人家家裡，告訴他們，你以後可能會生什麼病，比如腸胃不舒服或感冒，可以吃哪些藥，那我先給你這些備用藥。」王英偉自嘲，大四以前的醫學生都在瘋狂念書，念了一堆生理學、病理學、解剖學……但尚未踏入臨床實習，雖然擔任醫療組，卻沒有真功夫可以用在部落。

「我們比較像『醫療擾民隊』，但是另一方面，卻有機會貼近地去觀察在地眞正的需要。」

有一回，王英偉和同伴下山補給食物，得涉溪，但剛好下過雨，溪水漲起又有些湍急，大家得要手拉手才能安全渡溪，那次經驗讓王英偉深刻感受到爲什麼原住民溺水事件如此頻繁。日後，更讓他在花東規畫社區健康促進時，推動了一系列「事故傷害預防」課程及演練，其中就包含了如何防範溺水意外。

儘管大學生們自知能力不足，接待這群大學生的原住民，卻依然熱情款待，他們把自家民宅借給大學生住。王英偉挨家挨戶去家訪時，只要有人剛好在吃飯、喝酒，就會大方邀他，「來，來，來，一起吃、一起喝一杯，那種感覺就是眞的走進部落了。」

參與社團的隊友彼此也像一家人，互助合作，偶爾星光燦亮的夜裡，也會一起看星象，王英偉則是那個怕大家著涼，把被子、毯子搬出去給同伴們的暖男。

「大學時代的偏鄉服務，讓我看到在實驗室與醫院所看不到的健康層面，更能體會世界衛生組織所強調的『健康不平等』（Health inequality），以及社會因素對健康的影響（Social determinants of health, SDH），這些在原鄉部落處處可見。」王英偉相信，多數醫學生、醫師在醫療場域（如醫院、診所），看到的大多是「病」；然而，走進部落、社區，看到的卻是環境、社會與文化對健康的影響。

「並不是每個人都可以『上醫醫國』，但至少透過參與服務與人文關懷，日後可以做到『醫人』而不是只有『醫病』的境界。」這是王英偉對自我的深切期許。

實習醫師初體驗

到了醫學系五、六年級，進入臨床實習、各科輪訓，喜歡與人互動的王英偉更加如魚得水。部落經驗也刺激著他，要成爲學會眞功夫的醫師，才能眞的服務他人。

輪訓時，他總把在該科所學帶到下一個科別。比如，他先到了眼科、內科實習，到家醫科時，他也把在內科、眼科學習的經驗帶入家醫科，「我們常說 give and take（給予和接受），你學到，你也要貢獻。所以對我來說，學習不是被動的接收，而是互動的、主動的學習。」王英偉的學習態度備受師長肯定，也讓他獲得不錯的成績。

「實習時，除了婦產科外，每一科我都很有興趣。」王英偉說。後來他選擇了「家庭醫學科」（簡稱「家醫科」），「第一是覺得自己還是學得不夠，家醫科可以讓我把基礎打得更穩定；第二是這對社區來說，是比較需要的。」

「選科」的關鍵時刻，王英偉閃進腦海裡的，依然是能爲社區服務的通科醫學——家醫科。而在家醫科，王英偉也遇到在臺灣素有「感染醫學及家庭醫學之父」美譽的謝維銓教授，對他在臨床實習的養成教育影響很大，開啓他日後對衛生教育及健康促進議題的關注。

到了住院醫師選科考試時，臺大家醫科的教授問了他三個問題，第一個問題是「你臺語行不行啊？」

沒想到，這位來自香港的年輕人，在臺灣念書六年來除了學醫，還學會此地第二常用語，「我臺語還可以，攏欸通啊，有一個腔啊（廣東腔），沒問題的。」王英偉以臺語俏皮回應。

老師接著問：「那你會不會離開臺灣？」、「將來想去哪裡服務？」王英偉毫不猶豫地回答，他想留在臺灣，將來想去東部服務。

當時花蓮慈濟醫院尚未成立，王英偉則已懷抱著要像史懷哲一樣，去偏遠地方服務的精神！

Part. 2

開拓偏鄉巡迴醫療

當同輩醫師想盡辦法留在都會臺北謀求醫職時，臺大醫學系畢業的王英偉，卻一心嚮往東部後山。他選擇一條人煙稀少的道路，卻開創出偏鄉醫療前所未有的繁華。他醫師兼司機，走遍花蓮每一個部落、鄉村，病人走不出來，他走進去。

1 從臺北到花蓮

火車緩緩駛向花蓮，一望無際的太平洋即在眼前，西邊車窗外，則是綿延高聳的中央山脈。這片壯闊的高山與大海，彷彿輝映著年輕醫師王英偉的豪情壯志，他終於如願來到臺灣東部，投入啓業第三年的花蓮慈濟醫院。

那是一九八九年的初夏五月，臺灣解嚴後的第二年。全球經濟起飛，股票狂潮席捲全民，國民所得年增率高達10.86%。那些年來，臺灣商人賺了不少，也投資醫院，從北部到西部興建起一家家規模宏偉且嶄新的醫院，醫護人員都想在資源豐沛、光鮮亮麗的北部、西部醫院謀求工作。讓人摸不著邊的傻子王英偉，擁有臺大醫學系的好學歷、好資歷，卻一心嚮往花東。

王英偉當年抵達的花蓮，從臺北搭乘最快的自強號火車得要三個半小時，許多路段尚無路燈，連一家7-11便利商店都沒有，到了夜晚總是一片漆黑，只有狗吠雞鳴、蟲鳴鳥叫和地震，一個被稱爲「後山」的地方。

原本在臺大醫院完成住院醫師訓練後，王英偉便想前往花蓮慈濟醫院，然而他所景仰、敬重的謝維銓教授告訴他，家醫科是需要跟其他科別合作的，家醫科所訓練的住院醫師需要在內科、外科、婦產科、小兒科等科別受訓，因此建議王英偉留在臺北磨練兩年，等花蓮慈濟醫院建置更成熟後再前往，方能發揮所長。

於是，王英偉去了與臺大醫院建教合作的臺灣省立臺北醫院（現爲衛福部臺北醫院），待了兩年，升任主治醫師，也完成他的終身大事。

三十三歲這年，王英偉帶著妻子吳淑娟如願踏上前往花蓮慈濟之路，打從學生時代就鍾情於山地服務隊的他，終於可以一展所長。那年，好幾位臺大畢業、已升任主治醫師的人才，紛紛立願以偏鄉醫療爲志業，讓啓業兩年、總在網羅人才上傷透腦筋的花蓮慈濟醫院如釋重負。

前來花蓮慈濟醫院創辦「家醫科」的王英偉，向證嚴法師請益，「上人，希望我們做些什麼呢？」師父心心念念花蓮市之外，幅員廣大的花蓮縣仍有許多醫療到不了的地方，因此希望王英偉能爲山地原住民部落及偏遠地區提供更多醫療服務。

「沒問題，只要有一輛巡迴醫療車，就可以了。」王英偉的願望，很快就讓慈濟志工給實現了。然而，眞正能落實偏鄉的醫療服務，又該怎麼開始呢？

積極的他，一踏出靜思精舍，已迫不及待地研究起巡迴醫療的務實作法了。

定時、定點、定人

他想起，過去曾參與省政府舉辦的巡迴醫療，每到出發前，年輕醫師們總是歡喜準備著出發前的「陣仗」，不是醫療器材，也不是藥品，而是「聽說溪水超清澈的，我泳褲、釣竿都準備好了。」

當時巡迴醫療採取定點、定時，但「不定人」的服務，因此每到了巡迴醫療的時間，輪流前往的醫師總懷著旅遊的心情，有些醫師一到定點後，很快地看完病人，匆匆開藥、給藥，想攢點時間、忙裡偷閒。

而前來的病人，下次不會再遇到同樣的醫師，醫師無從追蹤治療效果，更無法發展持續性的醫病關係。王英偉覺得這樣的方式很可惜，似乎辜負了偏鄉巡迴醫療的美意。

但是要怎麼做，才能更好呢？

他從一篇研究報告中發現，成功的巡迴醫療必須「定時、定點、定人」。王英偉心想，「或許這才是上人希望我們把服務送到偏鄉，能眞正落實的機會吧！」在花蓮慈濟醫院院長曾文賓的支持下，他開始規畫「定點、定時、定人」的偏鄉服務。

醫師兼司機，開啟巡迴醫療

志工捐贈給慈濟醫院的巡迴醫療車一到，王英偉先透過巡迴義診，親自踩點、服務，「一個點、一個點逐步去了解時，我會更清楚怎麼把它做好。」

開著巡迴醫療車的王英偉，總是醫師兼司機，載著醫護人員、藥品、醫材走遍花蓮各村落。親自開車的他，每次一到定點，早有民眾在等著看病了，他常被問起，「醫師，你怎麼自己開救護車來啊？」他總是俏皮的回應：「要感謝慈濟志工捐車，我們才能來這裡看診；只是志工捐車，卻忘了捐司機。」

然而實情則是，當年醫院人力匱乏，即使有人力可支援時，王英偉卻認爲：「請司機先生開車送我們進去山裡，他再開回來，然後等我們結束，他再開進去接我們，不但浪費時間、能源，而且如果是開往中橫公路，經常落石，這麼危險，何必多一個人冒險呢？」

在蜿蜒山路上開著醫療車，抵達定點後，沒得喘息緊接著看病，想來是相當耗費心神體力的，他卻不以爲然，還能幽默幾句。那年，不論颱風下雨或頂著豔陽，他在山間村落的涼亭裡、大樹下、廟口前、學校教室、幾近廢棄的衛生室裡，爲偏遠地區的民衆義診，有時還會遇到紋面的原住民長輩前來，透過志工以日語溝通、翻譯來問診。

當年曾參與巡迴醫療的社會服務室主任鄧淑卿說，「那時，我們去到中央山脈下的立山、崙山，很遠的地方（近三小時車程），王醫師都親自開車。他很親和，下了車，一起搬東西。看診時，對病人很有耐心，那種設身處地照顧病人的態度，眞的很慈悲。」

公衛護理師陳秀如則說，「他是個好好先生，什麼都願意做，縱使很累，也很難從他口中聽到一聲抱怨，總是正向樂觀。」

有一回，結束了上午的義診，秀如與社工坐在河堤邊的大石頭上吃便當，終於可以抬頭看看前方的遠山與潺潺溪流，溪邊花白的蘆葦映著美麗秋色，正覺愜意之際，卻發現王英偉不見了！

原來，不到十分鐘，他已火速吃完便當，坐回駕駛座，瞇眼短暫休息。「他開車其實很辛苦，我們跟他這麼久，那是我第一次看到他『瞇眼睛』。」秀如說。這位從未喊累的超人，也只是瞇了十分鐘，待同仁吃完便當，又啓動車子趕著去學校做衛教。

再忙也要做衛教

再忙也要做衛教，這是王英偉的堅持。

在此之前，他曾在前往太魯閣鄉近聚落義診時，遠遠地看到一個三、四歲的小男孩，手上拿著一碗黑黑的食物，走近一看，實在太震撼了！

原來小男孩手上端的是一碗白飯，只是上頭布滿了黑色的蒼蠅，密密麻麻的蒼蠅。但孩子及照顧他的阿嬤似乎不以爲意，好像很自然也很習慣與蒼蠅共餐，大家各吃各的。

醫護擔心的卻是孩子的腸胃問題，「那裡離溪不遠，附近種西瓜，引來很多蒼蠅。」王英偉說，除了環境衛生問題，在村子裡也曾碰到一些糖尿病病人，因為小傷口沒有即時處理而成了大傷口，更嚴重的，甚至造成下肢神經病變，面臨被迫截肢的命運。

這些因素都讓王英偉思考醫療之外，同步啓動「衛生教育」的刻不容緩。巡迴醫療車去到哪義診都要搭配衛教，就算擠壓到吃飯、休息時間，也要做！

他的衛教也跟別人不一樣。面對臺下一群國小學童，他手裡拿著擬眞、縮小版的人體骨骼模型外，還有個亮麗的布袋戲人偶，光是這兩樣道具就足以讓全校孩子目不轉睛。講起人體器官，他說學逗唱，逗得臺下孩子哈哈大笑；他還吹起紅色氣球，帶動衛教益智問答，孩子們瘋狂舉手搶答。風趣醫師的賣力演出，讓孩子直到下了課都還意猶未盡。

從學生時代便投入慈幼社，曾多次前往部落的王英偉，非常「接地氣」。不只對小孩有一套，每每到了偏遠地區，親切問診之餘，總能跟病人學幾句在地話、逗樂病人。

而這位來自香港的醫師說得最溜的，卻是道地的「臺語」。那時來花蓮慈濟醫院的病人，百分之六十都講臺語，爲了跟病人溝通，他把臺語練得更精，「我的臺語都是跟病人學的，臉皮夠厚，就學得會。」只要碰到講臺語的病人，或是跟證嚴法師報告時，王英偉一律用那帶著微微廣東腔的臺語，以一應百。

2

走進病人家裡

剛開始投入巡迴醫療時，王英偉心裡也曾盤旋著疑問：「我們每次來回四、五個小時，看的個案也有限，是否符合成本效益，還有那麼多的人該怎麼辦？」

但證嚴法師告訴大家，要尊重我們所幫助的每一個人，對被幫助的那個人來說，已經是一個重大的改變。這樣的提醒讓他豁然開朗，更能感受到服務的意義與收穫。

服務過程中，王英偉也常遇到「同路人」。有一回，他前往販售電器的店家找尋攜帶式冰箱，他在挑選、詢價時，不斷跟老闆討價還價，直到談定後，老闆問他要做什麼用途，他說，是要巡迴醫療用的，因為前往偏遠部落義診時，路程遙遠，如果遇到要做抽血檢查的病人，就需要小冰箱來保存這些檢體，老闆一聽，立刻爽快地說：「那不用收錢，你們拿去用就好了。」

「這個社會上有心的人、願意一起來做慈濟工作的人其實很多。」王英偉說，就好像證嚴法師常說的「有願就有力」，大家都會來幫忙。

精簡人力包藏豐厚情意

一九八九年（距今三十一年前），王英偉以義診踏查並與院方討論後，選擇了當時花蓮四處偏遠的無醫村來執行偏鄉巡迴醫療，包括：玉里河東區觀音里和高寮社區、卓溪鄉古風國小及光復鄉大富村，以「定時、定點、定人」模式，每周前往一次來做醫療義診服務。

依然是醫師兼司機的王英偉還有段小趣聞。不知道是捨不得讓早來的民眾痴痴等待；還是因爲山下平路罕有車輛，讓王英偉時常忘了速度。有一回，志工向證嚴法師「告狀」：「上人，王醫師開車開太快了，您要唸唸他。」一旁的王英偉笑咪咪地回應：「報告上人，我每個輪子平均都沒有超過時速六十。」

王英偉以精簡人力爲慈濟的偏鄉巡迴醫療開啓了嶄新的一頁，每次三位同仁前往，王英偉是醫師兼司機；同行的護理師兼藥師；在地的慈濟師姊（志工）則協助安排民眾進場。有時，如能有社工同行，則協助掛號、場控。

人力雖簡，卻帶著豐厚的情意。同仁觀察，王英偉每次拿出聽診器時，總會把冰涼的「聽頭」先放在手心稍微溫熱後，才會放到病人的胸口或背部；每次幫病人檢查口腔、喉嚨時，都非常仔細、溫柔，像把病人當成自家長輩般在照顧。

醫療團隊的親切、耐心、問診仔細，很快在村落裡傳開。有時到較遠的村落，王英偉和同仁，總是一早六點便集合，開上近兩個半或三小時的車程，明明已提早抵達定點，卻依然有許多村民已在現場等候了！

這樣看了幾回，王英偉與鄉民也漸漸熟識了。有一回，王英偉前往玉里，卻一直沒見到每周都前來的一位老伯伯，一問之下才知道，這天剛好沒有親友、鄰人可以讓老伯伯搭便車來。

「雖然我們到玉里，可是老人家從家裡過來還是有段距離，不是每位病人都有辦法自行前來。」王英偉說，「這都是很好的機會，告訴我們醫療的照顧不是提供到那邊就夠了，真正生病的人，還是走不出來，我們就得再想辦法。」

王英偉懇請志工師姊協助接送在地交通不便卻需就醫的長輩，同時也開啓了「往診」，親自前往那些行動不便、走不出來的病人家中，爲他們看診。

他也發現偏遠的農村、部落因爲人口結構老化，衍生出「多重慢性病」及「困難離鄉就醫」的窘境。當時尚未開辦「全民健保」，巡迴義診所到之處多屬經濟弱勢，除了請志工師姊協助至慈濟醫院拿藥，爲了照顧緊急的小病，他們也爲偏遠地區準備腸胃疾病、感冒等「非處方的常備藥」，寄放在每位鄰、里長家中，讓鄉民透過醫療諮詢後能有藥治病。

這一年，家醫科連同王英偉在內，僅有兩位醫師，所謂「定人」服務，定得不偏不倚，正是王英偉與賴鈺嘉——這兩位自願也志願前往的醫師。一年內，他們周周駕著醫療車，勤跑花蓮偏鄉的里程數已超過十萬公里。

他們所執行的偏鄉巡迴醫療及社區醫療，頗有斬獲。他們爲一位中風的阿美族病人提供居家照護，同時教會他膀胱訓練、復健運動，讓病人成功脫離鼻胃管及尿布的生活；也照顧因塵肺症而心臟衰竭的病人，在臨終之際仍對醫護充滿感激；更有許許多多的小病在簡單的治療後獲得改善、痊癒。

王英偉帶動的，還不只醫療，更從社區衛教活絡了整個村莊。

3 從病人到社區照護

爲了「預防疾病」，更爲了能快速理解社區居民的需求，王英偉在巡迴醫療時，同時啓動在地小學生的「衛生教育」。

王英偉認爲，家庭醫學科的訓練，本來就是以全人、全程、全家、全隊，甚至全社區的社會照顧爲目標。他猶記得，他的老師——臺大家醫科主任謝維銓教授時常強調，「醫療只是一種手段，怎麼讓社區民衆得到健康，才是我們的目的。」

帶孩子畫「社區地圖」追蹤病弱長者

「既然我們的目標是社區健康，就不能只做駐點醫療。」因此王英偉上午安排巡迴醫療，下午則是幫在地孩子系統性的上課、衛教。若碰到一天要跑兩個駐點時，則將工作人員分成兩批，一邊負責義診，另一邊則帶衛教課程，原住民部落的孩子特別活潑，得更用心設計課程，吸引孩子專注。

除了基本的衛生、健康教育、急救課程之外，團隊每周都會給小朋友一個超級任務，比方，團隊先教孩子畫家系圖，可以透過在地農產、物產來代表家裡有幾個人，也把菸酒檳榔等影響健康的行為以圖案方式記錄在家系圖上。下周義診課程時，孩子就會把畫了五顏六色的家系圖帶來，醫護團隊更能了解社區的健康問題。

他們也教孩子畫社區地圖，並開啓「健康小神兵」計畫。這是王英偉突發奇想，卻非常成功的方案。他怕生病的人走不出來，不如讓這些成天在社區跑來跑去的孩子成為醫療團隊的「眼線」，「因為我們對社區不了解啊，所以訓練這些小朋友，教他們畫社區地圖，如果發現有問題的老人家，像是行動不便、常常咳嗽、常喊疼痛，或是突然生病的，就標示在地圖上，我們就會去老人家裡拜訪，幫他看病、檢查。」

原本生硬的地圖，在團隊引導下，孩子們畫出了充滿「人」味的社區地圖。會打獵的老人、愛唱歌的老人、常咳嗽的老人、坐輪椅的老人，哪家養豬、養雞及周遭環境，都能透過孩子的手繪地圖一覽無遺，更成功地讓團隊「按圖索驥」，走進病人家裡，關照更多走不出來，或不以小病為意的病人。

每當醫療隊一來，孩子們早在定點等待了，迫不及待要把「本周最新動態」一五一十地告訴醫師叔叔、護士阿姨，哪家的阿伯咳嗽咳個不停，誰抓雞時跌倒了……

而小朋友們到處跑、到處看，像個偵探，不僅滿足了孩子好動的活力，還讓他們開始關心起社區裡的長輩。有孩子在老人家抽菸時，煞有介事的告誡：「醫師說你不能再抽菸了，下禮拜王醫師來，我要告訴他喔！」搞得老人家無法痛快地吞雲吐霧，得為自己的健康保留三分。

王英偉說，當年沒有做量化評估，但大家做得很開心，「最重要的是社區裡的孩子學會怎麼關心別人，而我們也能很快進入社區、直接做服務。」

光復群醫中心

一九八七年，政府為了加強偏鄉醫療服務，在醫護人員較貧乏的地區設立群體醫療執業中心，由衛生署補助部分設備，請各大公立醫院派醫師駐診服務。當時花蓮選定開業醫師最少的豐濱鄉、富里鄉、玉里鎮三處。而擁有二萬多人口的光復鄉，當時全鄉只有二名醫師（分別爲外科及婦產科）卻未雀屏中選。

地方人士多方陳情未果後，轉向證嚴法師求助，而獲得支持。慈濟當時已在光復鄉大富村設立定期巡迴義診站，一九九〇年，在地方政府協助爭取到衛生署一百多萬元的設備及醫藥基金補助後，在衛生所成立「光復群醫中心」，由花蓮慈濟醫院醫師前往駐診服務。

在家醫科主任王英偉、主治醫師賴鈺嘉的全力支援下，光復群體醫療中心除了醫療服務之外，同時建立起「社區健康檔案」的追蹤與管理。

王英偉每周一、三、五前往光復看診，也跟許多在地鄉民成了熟悉的朋友。然而，最讓鄉民感動的是，每到中午休息時間，醫師總是匆匆吃完便當，就起身前往行動不便的病人家中診療，或是到學校裡幫孩子衛教。

輪流前往光復群醫中心的王英偉與賴鈺嘉醫師都曾目睹行動不便的病人，讓家屬揹著走了兩、三公里的路程前來，只爲醫病，還有被抬進來看診的病人。兩位醫師都告訴家屬，「以後不用這麼辛苦來這裡，我們去家裡看診就好了。」

這樣的慈悲精神不只家屬動容，也讓衛生所的護理師、藥劑師更積極投入、協助病人。

可喜的是，有些病人在醫師前往家中看診後，治好褥瘡，更從原本癱臥在床到學會使用輪椅，延展出新的生活空間。還有一位臥床已久的老奶奶，年近九十，竟然在醫師的治療陪伴下，從原本的「躺床」進步到從床上「坐」起身來，這些病人的進步，不僅激勵醫療團隊，也很快地傳遍鄉里。當時每天一位醫師駐點，平均有一百位病人前來看診，最高紀錄是一天一百三十八位病人。

有一回，王英偉聽到有位老人家不舒服，沒辦法前來。但當天看診的病人很多，他走不開，一下診，飯也沒吃，便趕著去看那位老人家。老人家看到王英偉進門，像看到救星一般，眼眶泛紅說著，「早上跌了一跤，腳很痛，沒辦法去看醫生。」王英偉一檢查，發現他骨頭都給跌斷了，難怪這麼疼。他立刻把老人家送上他開來的巡迴醫療救護車。

這是頭一次，王英偉開啓車上急救警笛，成了救護車司機，一路忐忑地把老人家送回五十公里遠的慈濟醫院。

所幸老人家在治療後順利出院。然而，王英偉回想起他一路鳴著警笛開著救護車時，原以爲可以開出一條火速把病人送往醫院急救的康莊大道，卻萬萬沒想到，「前面的車都沒有閃開，後面的人還超我的車。」他笑道，不可思議啊。

這些病人、家屬爲了感謝醫師無私的付出，有時送上家裡母雞下的雞蛋；或採摘來的新鮮野菜；最特別的是，有一回，王英偉收到一份用報紙包裹得很整齊、莊重的禮物，一打開，裡面是隻處理好的「大田鼠」，那是原住民的聖品，他們視爲珍貴的野生田鼠，慎重的送給一個禮拜有三天都待在光復鄉守護他們的王英偉醫師。

4

啓動貧病醫療保健服務

巡迴醫療的第二年，王英偉發現，每個禮拜一次的定點服務，「能來的都是比較有能力走出來的人；而最需要醫療的，他們其實走不出來。」

他認爲「定時、定點」恐怕不是首要任務，但在社區裡「定人」卻是重要的，「定人，是你需要對這個社區有責任，對你所長期照顧的病人有責任。」

因此巡迴醫療改採「社區行動醫療服務」的方式，將狹長的花蓮以光復爲界，王英偉負責跑光復以南，如瑞穗、玉里、卓溪、富里等地。光復以北，由另一位家醫科醫師負責。更與慈濟基金會合作，啓動「貧病醫療保健服務」（一九九一年），結合公衛護理師、社工，一起探訪慈濟的照顧戶，不僅是在定點等候病人前來，更化被動爲主動，走進部落、社區，追蹤因病而貧及無法就醫的病人。

「直接訪視、整體評估關懷，走進照顧戶的家，也讓我們發現很多事不能只靠醫療來解決，還有整體社會環境、結構都影響著社區與個人的健康。」王英偉說。

當時的訪貧計畫，三人一組，包括王英偉、一位護理師、一位社工，到了當地再委請在地慈濟志工協助帶領家訪，提供醫療服務也做整體性評估。

有一回前往富里義診，也探訪照顧戶，他們跟慈濟人暱稱「土地公爺爺」的志工王成枝[1]會合後，王英偉邀土地公爺爺上車，他卻豪氣地說，「沒關係，很近，不用啦，我走前面，你車跟我後面。」

沒想到七、八十歲的老人家健步如飛，直奔富里山上，不遠處還可見到瀑布，王英偉開著車亦步亦趨。「他們很厲害，年紀很大，卻走得比我們還快，而我們是開車，他

1 **王成枝師兄**，一九七二年加入慈濟，是慈濟第一位男眾委員，委員編號51號。他照顧的會員超過四千戶，遍布在全臺各地，每年至少兩次到外縣市收善款，每次至少花上二十二天時間，從臺灣頭收到臺灣尾。他不會騎車也不會開車，靠著徒步、搭車拜訪會員，不辭辛勞的募心募愛。一九七七年起，更承擔瑞穗、玉里地區每個月的慈善發放，不只發放，也看個案，只要有人提報，再遠的地方，他都會前往探訪，確實需要幫助的才提報。二〇一九年二月五日大年初一，他安然往生，享壽一〇四歲，人生的最後，他唯一牽掛的是「無法回故鄉清水拜訪會員、收功德款了。」（資料來源：大愛電視，大愛人物誌）

是走路！」王英偉說，那一年最讓他感動的是「慈濟志工」，「你去到那邊，發現慈濟的師兄、師姊都已經準備好了，一家一家帶我們去訪視，那樣的服務精神，眞的很敬佩。」這些在地志工的熱忱，以及對每位照顧戶如數家珍的理解，無人能敵。

還有一次，志工帶著他們在卓溪鄉，王英偉發現有位小朋友的耳朵因爲沒有即時就醫，已經蓄膿，需要住院治療，但是他的媽媽卻拒絕了。

「是擔心醫藥費嗎？如果是這個問題，慈濟的照顧戶都可以透過社工來協助，您不用擔心。」王英偉說。

這位媽媽卻說：「他若去花蓮住院，那麼遠，那我家裡還有七個孩子，誰來照顧？」

從卓溪鄉到花蓮慈濟醫院一〇六公里，兩小時五十分鐘的車程，來回更得耗上大半天，這就是部落媽媽的眞實處境，就算是免費醫療，她也無福消受。

因爲遠距交通、求醫不便、家中還有多位「被照顧者」，都讓這些位居偏遠地區的村民，很容易隱忍小病痛或是服用民間偏方，加上衛教知識普遍缺乏，導致小病變大病，而不讓小病變大病的唯一方法，就是「衛生教育」。

海外研究報告中更指出，衛生教育是最能預防疾病、殘障或讓傷害減至最低的方法；而「每花一塊美金在病人教育服務上，就會節省六塊美金的醫療費支出。」

這也讓王英偉更堅定、積極地推廣「預防疾病」的衛教，更促成他日後發展出「偏鄉遠距雲端醫療」的服務。

就在前方不遠處

有一次，志工師姊帶著王英偉與公衛護理師要去拜訪一位太魯閣族的Payi（太魯閣族語，音譯巴姨，意指阿嬤），卻找不到人。苦覓無人正要放棄之際，一位鄉人正巧出現了，「她搬回山上，很近，就在那邊而已。」這位族人手往山邊一指，熱心地說：「那裡車子到不了，要用走的，你們不會走，我帶你們去！」

王英偉暗自高興，皇天不負苦心人，要看的老人家，一個也不能少，這次又能「使命必達」了！

他們三人跟著壯碩族人，走著走著走出村外，過了大橋，更從平地走向無止境的山坡路，忽上忽下的山徑，讓同行的公衛護理師早已磨破腳跟，只得脫了低跟包鞋，繼續走。到了一條小溪，涉溪而過時，護理師腳一滑，跌進溪裡，還好很快被扶起。揹著血壓計的王英偉也上氣不接下氣，心裡疑惑著：不是很近嗎？怎麼過了幾個山坡，還沒到。果然原住民的「很近」都不能採信，他們畢竟是山林之王啊。

「你們要快點跟上，不然回程一晚，就天黑了。」族人喊道，而唯一能勉強跟上他矯捷步程的，只有志工師姊。

不知道又走了多久，穿越樹林，終於看到一間木板矮房。王英偉氣喘吁吁的向Payi問好，正在燒木煮水的Payi又驚又喜，這是人生頭一回，有醫師專程上山來看她啊。Payi獨居卻很自在，矮屋裡空蕩蕩的，泥地上唯一的木板床卻堆滿了玉米。看著Payi走起路來步伐穩定，能種菜、採菜，自我照顧能力也滿好的，王英偉安心了，總算不虛此行，畢竟老人家能自己上來山屋，身體也不會太差，倒是診察出Payi有些慢性病，叮囑她要注意血壓，按時服藥。

鼓舞與遺憾

還有一回，王英偉前往部落拜訪一位獨居長輩，一進門，發現這位阿公家裡顯得相當凌亂骯髒，有一隻瘦弱的狗作伴。同行的志工師兄立刻捲起袖子清理環境；王英偉一檢查下，才發現老人家因爲白內障，視力嚴重模糊，隨即幫他安排轉到慈濟醫院開刀治療。出院後，阿公很開心，雙眼看得清清楚楚。一個月後，王英偉再去探訪時，發現阿公因爲眼睛看得見，家中環境變得整齊乾淨，神奇的是，他所養的狗也變胖、變壯了。

每當訪貧、醫病後，能讓病人重拾健康，甚至改善生活品質，都讓王英偉和團隊感到安慰並備受鼓舞。然而，也有讓他難以忘懷的遺憾。

那是一個冬天的近午，一位八十多歲的部落阿嬤剛從山上下來，身上背簍卻裝著滿滿的木材，讓王英偉相當不捨，「年紀這麼大還要上山撿柴，又揹了這麼重的木頭。」

然而，跟著老人家進屋才發現，原來她的孫女罹患先天性心臟病，沒辦法做粗活。阿嬤爲了照顧孫女，什麼活都做。王英偉看著這位二十歲的孫女，臉都發紫了，幫她檢查後便勸阿嬤，讓孫女去慈濟醫院接受更詳盡的檢查與治療，雖然先天性心臟病要越早治療成功率越高，但還是去看看能不能有機會。沒想到，孫女去了醫院，手術後，卻回天乏術而往生了，阿嬤非常傷心，甚至難以諒解。

這樣的結果讓王英偉相當難過並留下深深的遺憾與惋惜，更讓他在日後卯足勁，投入對底層民眾的衛生健康教育，希望提升大眾健康意識，從預防疾病到早期發現、早期治療，盡可能減少這樣的缺憾。

不能只做醫療

那一年，不論路程遠近、不論天氣晴雨，王英偉結合公衛護理師、社工師、在地志工，逐家逐戶的探訪慈濟照顧戶，然而，他也發現許多醫療之外的難題。

他們拜訪了無數家戶，卻見到有些中壯年人，在周間的下午或躺或坐，或是全家一起看電視，沒有外出工作。一問之下才知道他們也有實際考量，像是一位腳傷剛剛康復的爸爸說：「我待在家裡，收入比較多，如果我去工作，就什麼補助都領不到了。」

還有一戶人家，家徒四壁，「但是他家裡的電視卻比我家的還要大，屋裡還有些不太好的漫畫書。」王英偉說。當時（三十年前）許多慈善機構、政府部門，大多是透過金錢補助扶貧濟弱，然而這次訪貧保健服務卻讓王英偉看見，「雖然大家都很有愛心，可是反而造成受助者的被動與依賴，而形成難以脫貧的不良循環。」

於是，此次慈濟「貧病醫療保健服務」小組的任務，除了醫療協助、衛教、評估照顧戶的整體資源外，更積極提供心理照顧、連結社會資源、挹注子女獎助學金及職業訓練等。

王英偉與團隊更在訪貧告一段落後，結合實際訪查及文獻回顧，在花蓮慈濟醫院二期講堂提出重要報告，刺激大家重新思考：「到底該怎麼『服務』，該怎麼去『給』，才能賦予力量，促成好的循環。」

慈濟也做了一些改變，譬如，有些助學補助款就不再直接給照顧戶，而是交給學校。後來，慈濟稱這些照顧戶爲「感恩戶」，更著重在陪伴關懷、子女教育、職業訓練等層面。

爾後，證嚴法師在世界級重大天災——像是菲律賓海燕風災，提出「以工代賑」，更是創新救災模式的大智慧。推動之後，原本還處在災難創傷、眼神空洞的在地人，全都動了起來，十九天來了二十八萬人次參與，他們清掃被汙泥、廢棄物所覆蓋的教堂、街道，讓原本猶如廢墟的死城，很快就恢復市容了。這些都是慈濟提供服務的正向循環。

行動圖書館

因著一步一腳印的貧病訪查，王英偉發現許多貧窮線以下的家庭，存在著長期結構性問題，無法單靠醫療解決，如果要讓一個家庭脫離貧窮線，最有效的方式不是單純的經濟補助，而是「教育」，只有教育能幫助貧病家庭超越貧窮線。

王英偉決定從教育著手，向下扎根，從喚起社區孩童的閱讀習慣做起。他先透過當時的《慈濟道侶》月刊來募集童書、招募慈濟護專（現已改制爲慈濟科技大學）的學生來當志工，跟著巡迴醫療車一起下鄉，帶孩子閱讀繪本故事。

「我們募書才募了三天，就不敢再募了！」王英偉說，大家的愛心排山倒海而來，短短三天的贈書已經堆滿了整個公衛辦公室，護理師利用下班時間協助整理，依適讀年齡將童書分類。

於是，一批又一批的愛心書，開始跟著偏鄉巡迴醫療車，成了「行動圖書館」，在二十五年前，這又是一個創舉。義診的同時，大專學生來帶團康、伴讀，創造歡樂閱讀時光，也鼓勵孩子把書借回家讀，等下次巡迴醫療義診時，再來換自己喜歡的書並分享心得。孩子們覺得開心，總是期待大姊姊們來說故事、換新書，漸漸培養起閱讀習慣。

巡迴義診結合衛教與行動圖書館，這些創新做法，都是極富巧思的王英偉與當時一批不畏辛勞的公衛護理師、社工、志工一起努力開創的。時任公衛護理師的陳秀如說，後來規模越來越大，到了寒暑假，甚至有來自花蓮師專、清大、交大等全臺年輕學子跟著巡迴醫療車，展開行動圖書館的陪讀任務，他們之中有許多人在日後成爲第一批「慈青」（慈濟大專青年聯誼會）成員。

中醫巡迴醫療

經過三、四年的巡迴醫療，花蓮慈濟醫院也創立了中醫科，善於連結資源的王英偉想到，許多老人家有慢性病、筋骨痠痛等問題，正好是中醫擅長的領域。一九九五年，花蓮慈濟醫院在衛生署全民健保「加強山地離島地區醫療服務」計畫下，便在卓溪鄉立山村、萬榮鄉明利村展開「中醫巡迴醫療服務」。

長年跑偏鄉醫療的王英偉發現，中醫要帶的藥品較多，因而不易隨時移動到更偏遠的病人家中，因此建議採用「小蜜蜂服務方式」，就是讓志工當小蜜蜂，如採蜜般的去接需要的民眾，一次接載四位，帶他們到崙山巡迴醫療站來就診。如此一來，那些偏遠、不易前來的老人家或是行動不便者也能受到照顧。更可喜的是，中醫的針灸、推拿、用藥，適時舒緩了鄉親的病痛，又開始一傳十，十傳百而大獲信賴。

慈濟基金會副總執行長林碧玉，向來關注巡迴醫療，她曾說，「慈濟所推動的各項社區關懷醫療服務，對慈濟是本分事，對醫療界來說卻是創舉。」無疑是對王英偉及家醫科的肯定。

5 預防勝於治療

臺灣山地鄉及濱海偏遠地區，因爲交通不便、衛教知識不足、普遍經濟弱勢等因素，讓偏鄉長期處於「低就診率」。小病不以爲意或無能爲力，往往釀成重病才就醫，而形成「就診率偏低，死亡率卻偏高」的窘境。

受家醫科訓練的王英偉認爲「預防勝於治療」，一九八九年五月，他一到慈濟，便積極尋找志同道合的夥伴，盼能推廣衛生教育，在同仁引薦下認識了一群熱血護理師。

開啟院內「衛教」

公衛護理師陳秀如就是其中之一，她回憶道：「王主任來找我們，遊說我們衛教的重要性，問我們如果先從幾個病房開始做衛教，是否可行？我們一聽也覺得很有意義，開始和他一起規畫。」

衛教內容以慢性病爲主，舉凡肝病、糖尿病、高血壓，以及傳染性疾病，如肺結核等。這群護理師利用下班時間，在宿舍的佛堂裡製作出無數張「衛教海報」。她們趁著小夜班上班之前，或是大夜班下班後，和王英偉一起合作，開啓了各個病房的「衛教之旅」，電梯旁的空地則成了衛教空間，熱忱活潑的設計，吸引了許多病人、家屬前來聆聽。

當時王英偉草創的家醫科位在舊大樓（大愛樓）的急診室旁，辦公室不到一坪，看診間也只有兩、三坪大。陳秀如對他的第一印象是溫文儒雅，雖不熱情，但相處後，會發現他很誠懇且絕對尊重他人。

「我們那個年代，護理師是聽從醫師的指令，醫師是相對權威的，可是我們一起開會時，王主任是非常尊重各自的專業。」

更讓陳秀如訝異的是，王英偉邀請她們爲家醫科的住院醫師上課，「去教住院醫師怎麼插鼻胃管、怎麼照護身上有管路的病人。那次，王主任、主治醫師、住院醫師，家醫科整個團隊全都參與。我就想，這個人很特別，很尊重專業！那個年頭，護理師爲醫師上課是非常罕見的。」

組織串聯

為了落實花蓮偏遠地區的醫療照顧，王英偉認為只有醫療是不夠的，他主動拜會社會服務室，日後更串連家醫科、公衛室與社服室三個單位，每周固定開會，這是他培養「社區照顧」的起點。

會議內容，包括新知學習、個案討論與安寧療護，王英偉邀請住院醫師報告醫學新知，有時也會依不同需求，邀約復健科醫師、營養師，共同參與「個案討論」。這個學習型團體如同偏遠社區醫療的後盾，讓大家更有方法地前進，也更有向心力。

CPR巡迴列車，開跑！

跑了三年的偏鄉巡迴醫療及社區醫療，王英偉發現當時花蓮十大死因中，「事故傷害」竟然連續幾年都高居前幾名，包括交通、溺水、工傷等意外。而他所重視的「社區醫療、社區照顧」，可是要捍衛所有鄉親的健康，於是他著手策畫「ＣＰＲ急救訓練巡迴列車」。

這套急救訓練，除了教ＣＰＲ心肺復甦術外，更要鄉親學會「怎麼預防意外，發生意外事故時該如何處置、急救」。於是，結合社區醫療與教育的「ＣＰＲ急救訓練巡迴列車」在花蓮慈院大力支持下，一九九四年正式起跑。

這支隊伍相較家醫科過去的「三人跑透透小組」顯得更爲龐大，王英偉帶著假人「安妮」[2]及團隊、志工，共二十餘人，從花蓮的吉安、壽豐、鳳林、卓溪、富里，延伸到臺東鹿野，花了一年時間，踏遍各個鄉鎮、村落。

爲什麼需要這麼多人力呢？

鄉村裡有許多阿公、阿嬤其實不過四十多歲，不到五十，他們常要幫忙帶孫子。爲了讓更多鄉親參與學習，王英偉在執行訓練時將社區民衆分成「成人組、小學組、幼兒組」三個組別，分頭帶領。

「幼兒組」由年輕志工或大專生帶領這些學齡前及國小一、二年級的小小孩玩團康遊戲、看故事書。「小學組」則是國小三年級到六年級的孩子，教他們如何預防意外事故，像是，如果遇到虎頭蜂時該怎麼處理、溪流及海洋暗藏的危機該如何留意、溺水時該怎麼辦、如何自我照顧、包紮傷口等。

當社區裡的孩子都有專人帶領時，爸爸媽媽、阿公阿嬤就可以安安心心來上「成人組」的急救訓練了。這個「成人組」只要小學六年級以上，皆可參加。團隊以假人「復甦安妮」示範教學，除了CPR，也教授所有意外災害的預防，通過現場檢測的民眾，每人還送一件CPR紀念衣，並頒發急救訓練合格證書。

通過實作檢測的阿榮伯，顯得很開心，他得意地把證書亮給正在排隊等候練習CPR的姪兒看，「我拿到證書了！孫子在那邊上課，玩得很開心，還不想走！」

早在二十六年前，王英偉就能爲了主要學習對象，進而規畫「分齡分組」學習計畫，如果不是他勤跑偏鄉、熟悉在地人口結構與生態，也無法能有如此務實的課程安排。

2 「安妮」又稱「復甦安妮」（Resusci Anne）或「CPR安妮」（CPR Annie）。

而在這個計畫裡，點子王王英偉還讓團隊特別設計一件T恤——CPR紀念衣。送衣服不但提高民眾參與意願，更重要的是，「CPR教完後，如果沒用，很快就忘了，可是一旦有機會使用到，必須很準確，所以我們設計衣服來提醒大家。」王英偉說。

這件衣服大有來頭，背面圖文並茂，印著CPR的步驟「叫叫ABC」[3]，通過CPR檢測的村民，一穿上紀念衣，其他人看到也會想起，「喔，我做過這個訓練」像是重新提醒大家，怎麼去做CPR。

欣喜的是，這個每周到每兩周一次的CPR巡迴教學，很快在花蓮傳開了，也接受義交、老師、志工團體、高危險群病人的家屬及各地有志學習的民眾報名參加，浩浩蕩蕩的跑了一年，訓練出一千多名拿到合格證書的民眾，一起防禦意外，守護鄉親。

3 「叫叫ABC」是CPR的五步驟，叫：檢查意識→叫：求救→Airway暢通呼吸道→Breathing檢查與維持呼吸→Compression胸部按壓（包括三十次胸部按壓後施行兩次人工呼吸等詳細方法）。二〇一〇年十月，美國心臟醫學會（AHA）公布新版CPR操作技術，為使臺灣與世界接軌，二〇一一年一月，衛生署公告新版CPR急救法，將行之多年的「叫叫ABC」施救程序，調整為「叫叫C-A-B」（胸部按壓—暢通呼吸道—檢查與維持呼吸）。新版CPR特別強調先胸部按壓，可確保被急救者體內血液循環，含氧血流可帶到各器官。

6 推動健康促進

您知道「血壓」高低，暗藏著什麼玄機嗎？它是許多疾病的前哨警示站，心血管疾病、腦中風、糖尿病、腎臟病等都跟高血壓有關，但是二十多年前，一般人家裡卻很少見到血壓計，更難靠著定時測量血壓來守護健康。

那是王英偉來到花蓮慈院的第四年吧，國人因爲高血壓併發心血管疾病的風險居高不下，時任衛生署保健處處長的賴美淑正積極推動「測量血壓計畫」，當時賴處長透過教會系統推動民眾定時測量血壓，她也詢問王英偉，「慈濟是不是也來加入測量血壓的運動呢？」並前往拜會證嚴法師，在證嚴法師的支持下，慈濟開啓了這項計畫。

這個計畫由王英偉與慈濟基金會共同承擔，希望能由慈濟委員來擔任第一批測量血壓的種子志工，當這些師兄、師姊前往拜訪會員或收取功德款時，同時幫他們量血壓，傳遞健康概念。

當時普遍使用的血壓計仍是傳統的「水銀血壓計」，要把聽診器的聽頭放在肱動脈上，按壓黑色的氣閥球，透過加壓、仔細聽搏動音、看水銀刻度的升降，來確認收縮壓與舒張壓，一般人沒有學過，是不會使用的。

而王英偉的首要任務是要教會師兄、師姊如何使用血壓計。但王英偉心想，只是教量血壓，太可惜了。他認爲除了血壓外，飲食、保健、運動，以及對慢性病的認知，甚至菸害等健康概念都很重要，他製作教材，不只教志工量血壓，也爲志工上起「健康衛教課」。

爲了配合志工的時間，王英偉經常利用晚上或周末假日前往西部上課，從桃園、臺中、彰化到高雄，都有他的足跡。當時從花蓮搭火車到臺灣中部得耗費六個多小時，晚上幫志工上完課後，他再趕搭夜車回到花蓮，往往已是深夜兩、三點，第二天一大早，他卻照常看門診。他也曾爲了教學，在臺中分會打地鋪度過一晚。

只要對人有幫助的事，王英偉來者不拒，歡歡喜喜地加碼、付出，這樣的服務精神在他四十年的執業生涯中，始終如一。

讓他歡喜的是，把健康概念一併教給志工，「當志工去會員家時，不只量血壓，還能多聊一些健康議題，這也是對人的關心與服務。」委員志工也從純粹的問候、收款，邁向了健康宣導、醫療志工的使命。

不一樣的健康檢查

花蓮慈濟醫院啓業後的第四年，證嚴法師希望醫院也能對慈濟的師兄、師姊有些照顧，王英偉開始帶著家醫科團隊爲師兄師姊「健康檢查」。

二十多年前的健康檢查大抵是抽血、照X光、驗尿等，病人檢查完便離開醫院，報告之後再寄過去。但王英偉所規畫的健康檢查，不只是這些項目，還包括活動能力、身體衰弱檢測評估、飲食習慣的追蹤記錄及健康教育等更多關懷。

請慈濟人前來聽取體檢報告時，王英偉也安排了團體衛教，每次衛教的議題都不同。他深信，「教育是很重要的，不是抽完血，沒事就安心了，健檢除了發現疾病外，更要預防疾病。」

反觀今日，許多民眾喜歡做高貴的健檢，穿上好衣服、好拖鞋，在乾淨亮麗的環境中檢查，但檢查完、聽完報告就離開了。王英偉認爲，眞正好的健檢是要把個人的「疾病預防」納入參考與說明，「當時我們的醫師是要跟受檢的師兄姊、民衆『好好對話』的，向他們傳遞重要的保健概念，回去要如何改善生活、飲食，以及未來該注意、預防的事項。希望他們來健檢，也能把健康的觀念帶回去。」

健康夜市，來了！

一個周六的傍晚，王英偉在吉安鄉北昌國小的穿堂裡忙著搬桌椅、布置場地。妻子吳淑娟也帶孩子來助他一臂之力，因爲這個活動是王英偉一手策畫，也是全花蓮第一次有人在「國小」裡大張旗鼓，辦起「夜市」！

團隊的工作人員難免有些擔心，畢竟這位主任太前衛了，「我們是不是太樂觀了，會有人來嗎？」

王英偉則無暇擔憂，他忙著鋪桌巾，高掛起他的「北昌村健康夜市」大紅布條。這原本是個「社區健康營造計畫」，一般人辦理這類計畫，大多是請專家在活動中心進行演講，簡單了事；好一點的，還會發放小禮物當誘因，以增加民眾參與人次。但王英偉顯然不是一般人。

他希望「社區健康營造」能創造輕鬆愉快的氣氛，讓參加的人能如實獲得健康概念，最好能結合人們日常喜歡做的事，才能事半功倍。王英偉突發奇想，人人都愛逛夜市，在夜市裡，我們什麼都玩，什麼都買，但其實有些夜市食物要少吃為妙，那何不來辦個「健康夜市」呢！？

於是，團隊找來飲食攤商，包括生機飲食，教大家怎麼製作健康餐點，現場示範，也準備健康茶飲，讓民眾試喝。現場還擺放常見的夜市食物，並標示熱量。像是一顆肉圓，告示牌標明了「熱量365卡＝1碗魷魚羹麵＝1碗白米飯＋1顆滷蛋＋1盤青菜」。熱量相同，營養價值卻截然不同。

會有人來嗎？這樣的擔憂，在晚上六點半解除了。

社區裡的阿公、阿嬤、爸爸媽媽帶著孩子，一個個走進來。村長及村中重要的鄰里幹事、老師、耆老也一一現身。北昌國小湧進了五、六十人，而後面還有村民姍姍到來。他們試吃、試喝，穿堂裡，滿座的人群，聆聽著飲食與健康，會後，大家爭相填寫資料，以便日後享有更多社區健康促進的醫療服務。

王英偉和妻子則忙翻了，協助鄉親填寫資料，他的兩個兒子則忙著接待社區裡的長輩，參觀飲食示範、試喝茶飲。

「休假就是我們跟社區互動最好的時間，因爲平常大家忙著上班，只有下班後才有時間，所以我們選在禮拜六晚上舉辦，這樣大家才有互動的機會。」王英偉說，他也希望透過這次機緣，讓自己的孩子理解「服務」的重要，希望他們能體會人與人之間的眞誠互動，是彌足珍貴的。

這次的「北昌健康夜市」成功落幕，不只讓村民帶回健康概念，增進了他們對慈濟醫院的可親性，也讓村民感受到社區前所未有的活絡氣氛。

除了從飲食推動「社區健康」，王英偉也走進校園，提倡健康運動促進。他帶著團隊先從校長、老師的體適能做起，讓師長感受到運動的好處，再透過他們去影響學童。

「我們花了很多時間在影響老師，因爲老師又忙又累，只能用他們周三下午在職教育時間，把『體適能』排進去，讓專業教練來帶動。」負責執行計畫的陳秀如說。

團隊把老師成功帶動後，再幫全校學生做體適能評估、分析，也讓師長清楚孩子的體能落點在哪一區塊，要如何去增強他們所不足的肌耐力。原本小學五、六年級的體育課時常被借用來上其他課，在團隊數個月的努力下，體育課漸漸恢復本來面貌，團隊教練也帶動體育老師「如何增加趣味性運動」，把體育課，搖身一變成了趣味橫生的活力課程，小朋友願意玩、願意動，有時透過簡單的礦泉水瓶就可以大跳肌力舞，鍛鍊肌耐力，讓打球更有實力、身體也更健康。

那些年的「社區健康營造」，王英偉從飲食、運動、戒菸、長者健康促進，樣樣做得有聲有色，不僅擴展社區健康，也讓花蓮鄉親的健康知識與能力，邁向前所未有的一大步。

7 學習，爲了走更長的路

一九九一年九月，爲了讓花東偏鄉醫療能做得更完善、更具未來性，王英偉前往美國杜蘭大學（Tulane University）就讀公共衛生與熱帶醫學碩士。選擇這所學校則是受他的老師謝維銓教授很大的影響。

「謝教授也是杜蘭大學熱帶醫學院畢業的。」王英偉說，杜蘭大學被稱爲南部的哈佛，這裡有美國頂尖的熱帶醫學院，擁有歷史最悠久且名列世界前茅的公共衛生課程。

他隻身飛往美國南部路易斯安那州的新奧爾良市（New Orleans），在杜蘭大學校區住了下來。雖然這裡有國際聞名的商業港口，鄰近密西西比河岸，是爵士樂的發源地，更是文化名城，然而，王英偉一入學，即栽進了分秒必爭的學習路，毫無閒情瀏覽勝景。

王英偉抵達宿舍時，一如既往，每到一處新環境他便開心地打掃、整理。他說，

「我總覺得，到一個地方，就要好好打理，把它變成你會喜愛的地方。」這是他的人生哲學。

超修學分的拚命三郎

公共衛生與熱帶醫學的碩士學位，依規定要修四十五個學分，每學期最多只能修二十個學分。秋日初到的王英偉卻在第一個學期選了二十一學分，還特別找了系主任蓋章核可，才能超修。

他生活簡單，每日往返校園、上超市採買物資，煮飯、洗碗。「我很喜歡洗碗，很多想法、點子都是在洗碗時冒出來的。」多數時間，他埋首於課堂學習、讀書、做報告。

到了第二學期，王英偉選了二十四個學分，他再去找系主任，但這回系主任不簽了。「你超過選修上限太多了，得院長同意才行。」系主任說。

不死心的王英偉帶著成績單去找院長，「雖然我上學期超修，但每個科目都在A以上，只有一科A-。」院長看了這位亞洲學生竟拿出如此漂亮的成績，且這麼有自信地說服他，便同意了，但是院裡不曾有學生能在一學期內修完二十四個學分，於是，蓋章的同時頗有深意地看著王英偉說：「God bless you.（上帝祝福你。）」

儘管超修學分，王英偉還是無法抵擋其他課程的吸引，他去旁聽了「流行病學」、「癌症醫學」等課程，也頗有斬獲。那年，他還選修了媒體實作課程，學習如何製作優質幻燈片、投影片，還去電視臺參訪，拿著專業攝影機去觀察、去拍攝。

沒想到，拚命三郎王英偉，破紀錄地在兩個學期順利修完四十五個學分並通過考試，拿到碩士學位。

「當時一心想趕快回來。」王英偉說，出國前，他跟慈濟報備以一年時間完成學業，而妻子獨自在臺灣帶著兩個年幼男孩，他心裡當然急啊。

直攻博士班

教授看王英偉竟然能在九個月內修完四十五個碩士學分，便告訴他「博士班才七十二個學分，那你要不要考慮再修下去？」況且那年暑假，學校正巧開設「社會動員課程」（Social mobilization）共十八個學分，是聯合國兒童組織專爲開發中國家的高層公共衛生教育人員所開辦的課程，也是難得的學習機會。

王英偉心動了，與慈濟及妻子商量後，決定多留一學期，修讀博士班。一到暑假，許多開發中國家的學生來參與「社會動員課程」訓練，他們分別來自越南、非洲、中南美洲、東南亞。整個暑假，王英偉不只修課，也義務接送這些同學、載他們採買生活物資等。

當時有些同學課業險些跟不上，王英偉協助他們準備課堂報告、考題等，後來這些人都成爲持續連繫的朋友。

暑假過後，王英偉以四個月時間專注學習，累積修完七十二學分，再度破紀錄，僅以「一年四個月」，順利拿到碩士學位及博士候選人資格。他猶記得，那年聖誕節前夕，老師給他考題後便回家去過節了。「老師跟我說，考題做完後，塞進他的門縫。那一年聖誕節，大家都在放假，而我正努力著博士班候選人的考試。」

考完後，王英偉開始打包、收拾行李，結束一年四個月扎實的學習，跨年的一月一日，他飛離美國，二日抵臺，三日就回到慈濟醫院上班了。

持續燃燒的原鄉情

回到臺灣，工作之餘，王英偉也投入他的博士論文研究。向來關心原住民部落的他，自然選了原鄉為題材。當時他在花蓮秀林鄉做飲酒與健康的研究，也認識了很多原住民朋友，緣分最深的，是當地的傳奇人物──馬紹．莫那，漢名廖守臣，王英偉總稱他「廖老師」。

廖守臣雖家境貧寒，從小跟著父親務農，卻以極優異的成績考上花蓮高中、臺大歷史系，是全鄉第一位臺大學生。他對原民文化有極深的情感，畢業後即返鄉任教於花蓮高中，當了十年老師後，高票當選秀林鄉鄉長。

而不論他在什麼職位，從未忘情於原住民文化的田野調查、資料採集、訪談研究，他所發表的《泰雅族東賽德克群的部落遷徙與分佈》、《泰雅族的文化：部落遷徙與拓展》等論述，更成爲日後學者研究泰雅族、花蓮太魯閣族不可或缺的重要文獻。

只可惜廖守臣在當了兩屆鄉長後，卻因官司纏身、遭陷入獄。出獄後，他在補習班及高中任教，依然勤跑部落、投入原民文化調查與傳承。

「廖老師跑遍臺灣部落，做了很多訪談，他曾給我看過他的筆記本，調查的人物、動物、植物等，都寫得非常詳盡，還會畫圖、註記。」王英偉說，廖守臣帶著他探訪部落耆老，「我的博士論文，廖老師協助很多，他帶我去家訪、認識很多人。」他的熱忱、無私分享，讓王英偉至今想起，依然感念。

也因爲深入部落這層情感及做了原住民健康及飲酒調查，讓王英偉打破窠臼、更能體認，「我們做健康促進時，不講戒酒的，因爲講戒酒，對他們是個壓力。況且，你到原鄉部落講酒，人家就覺得你把他標籤化了。」

王英偉認爲，在進行健康促進時，如果是在地敏感議題，更要小心的推動，有時不宜直接用敏感的名詞，用了，只會適得其反。例如目的是要宣導戒酒，反而可以用「運動」或「戒菸」來號召民眾，「他們會覺得這個不是他們的問題，就願意參與，『願意參與』才有改變的機會。酒只是其中一種行爲，不需將它放大，而要從文化、環境來觀察，還有什麼可以做的。往往在改變推動技巧後，才有機會帶來整體改變。」

一九九七年，時任慈濟大學校長的李明亮先生得知廖守臣在田野調查、研究等實務能力相當強，破例以顧問名義邀請他到慈濟大學擔任講師（當時大學講師需要碩士文憑，但廖守臣只有學士文憑），也讓廖守臣一展長才。

「廖老師的兒子也是醫師，在我們家醫科實習一個月後，卻出了一場大車禍。」王英偉說，廖老師的兒子車禍時被送到805醫院（現為國軍花蓮總醫院），當時慈濟的醫師還前往該院協助搶救，但一周後仍回天乏術，兒子過世，對廖老師打擊很大。

廖守臣後來因肝癌住院，人生最後一段時間，是由王英偉照顧他，甚至最後送他回家。「他快要走的時候，我載他回家。載他到了秀林鄉的家，但他說他想要回到富世，我就載他到富世，最後他在富世村家中安詳地走了。」

參加廖守臣老師告別式時，王英偉百感交集，這位原住民奇才，是臺灣少數踏遍全境兩百五十五個泰雅族部落的民間學者，曾被譽為「泰雅胡適」，如今殞落，盼他所留下的原民文化研究與精神，能繼續滋潤、護佑後輩。他的離去似乎也牽引著王英偉持續關注偏鄉原住民的健康議題。

Part. 3

走入悲慘世界盧安達

一九九四年，盧安達發生內亂，慈濟是前往該地救災唯一的東方團體，王英偉則是唯一一位來自亞洲的醫師。雖然他也曾參與中國湖南、內蒙古及菲律賓、印尼等地的賑災義診，但從未見過像盧安達如人間煉獄般的慘狀，那是畢生難忘的經歷，讓他自覺自身的渺小，更深信參與義診，學習及收穫最多的永遠是自己。

1 午後的一通電話

一九九四年四月，非洲中部的盧安達發生內亂，不到三個月內，僅七百萬人口的國家，卻有近百萬人慘遭屠殺。七月中旬，媒體消息一出，舉世震驚！媒體拍到一位小嬰孩在母親懷中吸吮著母奶，然而母親已奄奄一息；另一位看似兩歲的孩子依偎在母親身旁，兩隻小手搖晃著母親的頭，而母親已經身亡，孩子不斷流淚。數以百萬計逃亡到鄰國邊境的難民，則正承受缺水、缺糧的苦難，每天都有數百至上千位難民死於饑餓及傳染病。

這些新聞畫面讓證嚴法師相當不捨，隨即請慈濟基金會與與法國「世界醫師聯盟」（M.D.M.）聯繫，看看是否能聯手合作救助盧安達。在此之前（一九九三年），慈濟曾在衣索比亞的醫療援助中與世界醫師聯盟合作過，見識過他們的專業與慈悲，而法國曾經殖民過盧安達，在語言及環境方面會更爲熟稔。

七月底，雖已過了中午，王英偉上午的門診仍未結束，卻接到慈濟基金會林碧玉副總執行長來電，告訴他慈濟即將與世界醫師聯盟合作投入盧安達救助計畫，然而該聯盟希望慈濟派出的醫師最好是全科（家醫科）且同時對「熱帶醫療」熟悉的醫師，王英偉一聽，二話不說自願前往。讓他欣慰的是，世界醫師聯盟所開出的條件無疑指定了他的參與，因爲當時沒有人同時擁有這樣的背景。而能前往非洲行醫一直是他的夢想，唯一掛慮的，是要如何讓家人安心並且支持。

王英偉的妻子雖懷著疑慮與不安，但多年相處的默契，她看得出丈夫一心一意前往的決心，是攔不住的，她唯一能做的便是支持與祈福，這樣的通情達理也讓王英偉銘感於心。

不到三天，王英偉已辦妥法國簽證，他與時任慈濟總管理中心祕書室主任的徐祥明，代表慈濟前往盧安達展開救援行動。

出發當天一早，王英偉先到精舍向證嚴法師告假，「上人一再吩咐我們，如果有危險千萬不要勉強。上人是多麼希望我們能代替他走這一條菩薩道，把愛心帶到難民身上；但同時又是多麼擔心我們的安危。」王英偉說，他永遠忘不了上人殷切叮嚀，一定要他們平安歸來。

因爲前往疫區，王英偉在短時間內打了霍亂、黃熱病、腦膜炎、傷寒等多種疫苗、服用瘧疾預防藥物，造成強烈的藥物反應，前往機場前，他的右手臂仍腫脹疼痛到無法抬高。然而一到桃園國際機場，竟看到六、七十位慈濟師兄師姊前來送機，他們關懷又羨慕的神情，不禁讓王英偉感到自己很幸運，剎那間，手臂腫痛也稱不上什麼了。前來送行的外交部非洲司的官員看到如此陣仗，詫異地說，慈濟的向心力，百聞不如一見，讓衆人動容。

2 飛抵巴黎

一九九四年八月三日，清晨五點多，王英偉飛抵巴黎，立即前往世界醫師聯盟總部，原本希望能搭乘當天晚間出發的慈濟賑災專機到難民營，但卻卡在仍須辦理肯亞及薩伊簽證，不得不在法國停留數天。凌晨十二點三十分，王英偉、徐祥明與來自英國的慈濟人，前往機場，確認救援物品已一箱箱準備上機。慈濟與世界醫師聯盟合作計畫中所招募的二十三位醫、護、藥劑及淨水處理義工也一同上機。

讓人感動的是，這些來自法國、英國、美國的義工，是世界醫師聯盟從歷年人才資料庫中，過濾了七千名來自世界各地隨時願意接受徵召的志願工作者，經過嚴格篩選而來的。他們一接獲通知，立刻排除萬難前來報到。他們所搭乘的這部專機，沒有冷氣、沒有沙發座椅，他們坐著硬板凳，擠在堆滿物資的狹窄走道中，在刺耳的引擎噪音及貨艙霉味中，歷經十多個小時的刻苦飛行，才能抵達盧安達。

王英偉在停機坪送別這群志工，回到旅館已是臺灣時間的次日清晨，已經四十小時沒闔眼的他，竟也不覺得累，而被一股即將前行的士氣鼓舞著。

在巴黎等待簽證的日子，每天一大早，世界醫師聯盟總部的工作人員還未上班，王英偉已在他們爲慈濟準備的臨時辦公室裡，翻閱聯盟過去的工作紀錄，他還跑到倉庫，看他們如何準備救難裝備。他只想著，必須好好利用這難得的機會，學習別人的經驗。同時，世界醫師聯盟也安排王英偉補打腦脊髓膜炎、破傷風等疫苗，而臺灣衛生署所提供的預防瘧疾藥物，在中非已產生抗藥性，他也得另外服用新藥。

他請求聯絡人帶他們參觀世界醫師聯盟在法國的戒毒中心、流浪者之家等。他把握機會與各部門主管請益、討論，包括國際重大災難發生後，他們如何動員醫療志工、如何採購救災用品、如何以最快最直接的方式送到難民手中。王英偉也發現，世界醫師聯盟定期更新人才資料庫、倉庫內隨時備有救難裝備、各類通訊器材、衛星電話，以及可以提供數百人一星期的基本醫療用品等。

參與該組織的志願服務者，是可以空手來，直接前往現場服務的，因爲累積多年救難經驗的世界醫師聯盟全都張羅好所有器材！像是配備齊全的旅行箱，每個旅行箱上精確標註這是哪一類手術的醫材，可提供多少人使用，行李箱一打開，就可以直接爲病人動手術。

在等待中，也傳來讓人擔憂的訊息。在醫療團進入盧安達與薩伊邊界的醫療站後，一位男醫師被酒醉的薩伊軍人攻擊、扒光身上衣物，搶走現金與信用卡後又開槍射擊，幸而子彈擦身而過，未造成傷亡。而另一位女醫師雖已聽過行前說明，親至現場目睹慘狀後，崩潰、不斷大聲哭嚎，立刻被送回盧安達首都，並安排最快方式回到法國。

這場救災是否能順利成行呢？王英偉不禁暗自擔憂。

3 驚險不斷的醫療站

盧安達局勢極不穩定、新的傳染病已經爆發，加上救難人員本身所受到的威脅，都讓王英偉擔心無法成行。而盧安達機場關閉，必須先到肯亞，再搭乘不定期的聯合國運輸專機，才能抵達盧安達。

幾天後，王英偉順利搭上聯合國專機，從肯亞首都奈洛比飛往盧安達，「而且我還坐了兩次，第一次，飛機在空中盤旋了一個多小時，因為機械故障而折返；第二次終於順利抵達盧安達機場。」

八月十一日，飛抵盧安達首都吉佳利機場時，迎接他們的是美麗的落日餘暉。黃昏雖美卻讓大家透不過氣來。「帶槍的美軍伏趴在戰壕上，機場到處都是激戰後所留下的彈孔、碎裂玻璃。原本來接機的聯盟工作人員早已離開，守在機場外的是荷槍實彈、語言不通的盧安達士兵，大家心裡都很擔憂，怕稍有不慎會擦槍走火。」所幸，在一位熱心美軍協助下，王英偉終於順利離開機場，前往世界醫師聯盟營地。

殘破的首都

一路上，只見首都吉佳利一片漆黑，沒有水、沒有電，只有遠方傳來的槍聲。直到抵達營地，才有營內以自動發電機點亮的微弱燈光，醫護人員忙著討論白天的工作；後勤人員更忙，一邊透過無線電對講機了解各地最新狀況、一邊連絡聯合國及其他志願團隊，同時還要讓每天所需的醫療及救援物資源源不絕地送抵現場。

後勤必須負責醫護人員的安全、統籌物資輸送，更要密切留意一旦發生槍戰或緊急狀態時，要如何撤退等，工作壓力很大。「我看著他們香菸一根接著一根地抽，實在很擔心他們的健康。而所有醫、護、後勤等工作人員大約每二到三周就必須換班離開，以免長期工作壓力影響救援工作。」王英偉說。

世界醫師聯盟已在盧安達設置了一個臨時孤兒院、醫療站及唯一的戰地醫院。而慈濟在此階段參與合作救援的兩大目標，一是針對盧安達最大的難民聚集地——薩伊邊境的戈馬城進行醫療援救；二是在戈馬城與盧國首都吉佳利的沿途，設置三處醫療站，讓大量難民在返鄉途中能有二十四小時全天候的醫療救護及營養補給，同時提供霍亂、痢疾疫苗及瘧疾藥物，以防止傳染病隨著返鄉難民而蔓延全國。

這個救援目標的背景是，當時最大的難民聚集地——薩伊戈馬城缺乏物資，在饑餓與疾病交迫下，難民每天平均死亡人數高達一千八百人，直到八月初聯合國協助改善飲用水、霍亂也獲得控制後，才降至每日死亡人數五百人。而此時，盧安達新政府為了取得國際承認，也動用部隊宣傳，保證難民返鄉後絕對安全，因此聯合國鼓勵難民返鄉。

王英偉說，難民從薩伊戈馬城前往盧安達首都的距離，大約是臺北到高雄的距離，盧國的新政府不准許以貨車載送難民返鄉，擔心會把已爆發的傳染病，像是霍亂、痢疾、腦膜炎等也帶回盧安達，引發瘟疫蔓延及更大量的病亡。而如果難民以步行返回家鄉，表示身體還不錯，健康的人才走得回家鄉，即可大幅降低傳染病擴散。這正是慈濟與世界醫師聯盟要在沿途設置三個醫療站並提供營養補給的用意。

次日一早，王英偉前往醫療站，路上所見盡是砲火襲擊後殘破不堪的房舍、沒有輪子的汽車，甚至有來不及清運的遺骸。他不禁感歎，這裡曾被譽為非洲的瑞士，擁有非常美麗的田園景緻，如今卻宛如人間煉獄。所幸在停火後，有些地方已漸漸恢復日常活動，偶爾有小販在路邊叫賣著農產品，也有居民漫無目的在街上遊走。

這個設置在薩伊難民營到盧安達首都途中的醫療站，才成立兩天，工作人員正忙著整理內部、照顧病人，王英偉也立刻投入，將世界醫師聯盟及慈濟旗幟豎起，讓走在歸途的難民，遠遠便能辨識此處提供醫療服務。

醫療站是從早上八點開放到下午五點，然而，不到八點，已經有許多難民前來排隊。隊伍中，有抱著瘦弱孩子的母親，也有因槍彈受傷而彼此扶持的傷患，其中不斷發燒、發冷的病人最多，他們大多罹患了瘧疾。

一位已走過醫療站的老人，看到立起的旗幟，又回頭尋求協助，明明是豔陽高照，老人家卻冷得發抖，因為瘧疾原蟲正在侵害著他的身體，「我看到他顫抖的手，慢慢地把藥物放進口中時，那一瞬間是感到安慰的。」

「那裡藥物極度缺乏，沒有任何的檢驗設備，經驗是唯一的診斷工具，但是我們都來自進步國家，熱帶疾病的經驗其實不多，只在書上唸過。」王英偉說，加上語言不通，即使他的英文不錯，但在此看診，要先把病人的盧安達語翻譯成法語，再由法籍醫護翻成英語，而整個團隊只有一位懂得盧安達語言的醫療人員，自然影響醫師對疾病的瞭解及掌握，大家只能盡力而爲。

語言不通外，看診過程也驚險不斷。

不到一會兒，抬進了兩個人，鮮血淋漓，都是誤踩地雷被炸斷腿、傷口深可見骨、血流不止的農民。王英偉立即協助止血、包紮，然而一位已呈現昏迷，另一位則需進行截肢手術。因爲內戰，到處都是地雷，大人都如此困難，更何況孩子。

正在看診時，一位等候就醫的孩子突然停止呼吸，缺乏急救器材下，王英偉立刻爲他做口對口人工呼吸，他與一位法籍醫師輪流爲孩子施行ＣＰＲ，然而，經過半小時急救後，孩子還是離開了。

「我雖然也曾在醫院遇過不治的病人，但卻是第一次感覺如此接近死亡，看著生命從自己手上溜走，這種失落感是從來沒有過的。」王英偉從法籍醫師眼中，讀到同樣的失落與無奈。孩子的母親卻沒有哭，一臉茫然，「不知道她是眼淚早已流乾了，還是看到太多死亡，已經麻木了。」

王英偉沒有太多時間感傷。一位嚴重脫水的孩子必須立刻送到數公里外的醫院，天已經快黑了，而夜間路上非常危險，必須趕在入夜前抵達醫院。

入夜前，王英偉好不容易找到才成立一天的兒童病房，卻只看到吊著點滴的孩子，遍尋不著醫護人員，只好趕緊自行搜出醫療藥品，掛上點滴，準備要幫孩子注射時，王英偉才發現天已黑，在極昏暗的燈光下，要幫一位瘦弱黑人孩子找到可供注射的血管，實在是高難度。就在他找尋血管時，一位黑人護士出現了，她輕輕撫摸孩子的小手，很快的把針插入，讓大家都鬆了一口氣。

4

唯一一位來自亞洲的醫師

次日，王英偉前往薩伊戈馬城（Goma）的難民聚集地，他看到漫山遍野的泥地上，搭建起無數個大大小小的臨時草寮，多到幾乎看不到盡頭，而遠處的火山口正冒著白煙，天空一片灰暗，走往難民營的路上，四周則盡是密密麻麻的難民。

在盧安達救援前線，幾乎全是來自歐美的醫師，黃皮膚、黑頭髮的王英偉引來許多歐美志工的好奇，他是唯一一位來自臺灣，也是唯一一位來自東方、亞洲的醫師。

終於到了飄著慈濟及世界醫師聯盟旗幟的「難民營臨時醫院」，一周以前，病人還躺在沒有遮蔽的泥地上，如今已有二十二座慈濟所提供的灰白色大型營帳護衛著生病的難民。這個野地醫院也分為門診區及住院區，每天來看門診的病人大約六百人。

住院區則分為嬰兒、孩童與大人三大區。因為物資的缺乏，病人身上的點滴瓶是以曬衣服的尼龍繩來吊掛；新生兒的保溫箱則是用一個紙箱，裡面鋪上鋁箔紙來權充、以保護戰亂中出生的小生命。王英偉慢慢打開紙箱，看著熟睡中的小嬰兒，世界在此刻似乎安靜了下來，有了片刻的祥和。

無辜的孩童

在孩童的病帳內，每張行軍床上，一前一後的躺著兩個小病人，但卻安靜得出奇，沒有吵鬧、沒有哭聲。負責照顧孩子的法國醫師告訴他，「這裡的孩子好像已經對明天喪失希望了，他們只等待過完人生短暫的旅程，而醫護人員也只能無奈地看著這些小生命慢慢消逝……」

這與王英偉在醫療站的看診經驗不謀而合，此行讓王英偉最感震撼與不忍的正是這些無辜的「孩子」。

「我們平常在診間或義診時，小朋友來看病都會哭、會害怕、會哇哇叫，但是盧安達的孩子看醫師是不哭、也沒有任何反應的，他們經常是眼神空洞、沒有力氣或是絕望的表情，讓人非常不捨。」這些孩子在殘酷的槍林彈雨中倖存下來，許多成了孤兒，而更多目睹慘狀的孩子似乎放棄掙扎求生的本能，至今想起，都讓他覺得心痛。

到了醫療大人的帳棚內，生病的男男女女只能並排躺在地上。每個營帳後方則是以汽油桶加上兩塊木板搭成簡易的廁所，四周沒有任何遮蔽，而因為霍亂、痢疾，拉肚子的病人很多，時常見到兩個人同時坐在一個汽油桶上的兩邊如廁。

為了防止傳染病蔓延，工作人員每隔幾小時就要為整個院區噴灑消毒液，因而整個難民營瀰漫著排泄物、嘔吐物、消毒水、汗臭等難以形容的氣味。王英偉剛抵達時，被氣味薰得想吐，但一進入忙碌的工作，很快就習慣了。

愛與專業

讓王英偉打從心底感動與佩服的是，世界醫師聯盟的志願醫師所展現的專業及奉獻精神。「那些法國醫師非常投入、聚焦在工作上。他們早餐一定吃得很充分，進入難民營後就不再進食，不吃午餐，中午也很少休息，只喝少量的水，一路工作八個多小時，到晚上回到營地才進食。」王英偉說，他也跟著這麼做，一來減少汙染，一來確保健康。因爲當地衛生環境惡劣，雖然霍亂暫時獲得控制，但還有痢疾、腦膜炎、傷寒以及各種不知名的傳染病，所以大家每天工作前都必須服用各種預防藥物。如果醫護人員沒有把自己照顧好，反而會成爲團隊的負擔。

然而，他也看到一位美國籍醫師做了錯誤示範。這位醫師懷疑病人有腦膜炎，便施行脊椎穿刺，「一般我們在醫院這樣做是標準流程，但是在衛生條件極差的地方，這麼做只會增加病人的風險，基本上在難民營是有不同的醫療任務與處置。」

這次的盧安達之行，讓王英偉體認到：「重大災難的救援一定要有充分的準備及經驗，不是有心跟有錢就可以做到的。」

「世界醫師聯盟」是在一九八〇年便成立的專業組織，跟隨他們前往救災，讓王英偉見識到專業後勤系統的重要。「救災現場所需的水、電，都是自行帶去的發電機、淨水系統，還包括無線通訊、交通、跨國合作，都得倚賴強大的後勤系統來支援。」

這次經驗與迴盪在王英偉心中的「人醫」精神，也讓他返臺後，積極與慈濟醫療法人執行長林俊龍、慈濟醫院主任祕書陳星助，一起在臺灣推動「慈濟人醫會」。

Part. 4

推動緩和安寧療護

一九九六年八月，花蓮慈濟醫院成立了臺灣東部第一間安寧療護病房，是臺灣第五家設有安寧病房的醫院。證嚴法師命名為「心蓮病房」，希望在安寧舒適療護的協助下，病人能更有尊嚴地面對疾病與生命，讓心如蓮花開放。

病房主任王英偉即是籌設並耕耘心蓮病房的領頭羊。病房裡的醫師、護理師們這麼形容他：「只要是為了病人好，王主任永遠有用不盡的創意與突破。」

他如何在醫療資源匱乏的東部，展開當時仍不被醫界所看重的「安寧緩和治療」？如何讓來自不同領域且各有主見的醫、護、心理、社工乃至志工能彼此凝聚，以團隊合作展開對病人生命最後一程的照顧？他如何引進國外最新觀念與作法，來照顧末期病人？如何結合中醫傳統智慧舒緩病人不適，甚至成功改善壞死傷口？又怎麼做到幾乎是全臺最多「病人家屬」回頭擔任醫療志工的一間安寧病房？

心蓮病房裡，掙扎、痛苦、不捨、感謝、哀傷的生死拉鋸，每天都在上演，這裡有如人間最後的道場。有人好走，有人難以放下怨懟離開了，也有人到最後一刻還在奉獻付出。心蓮團隊如何以愛與創意的照顧，為病人及家屬帶來心靈重生的契機？他們經歷過哪些困頓，又如何突破，才能至今仍堅守在這條安寧療護的道路上，成為海內外眾多團體及專業者參訪、學習的安寧病房之一？

1 開創心蓮病房

生命的交替是自然定律，既然我們有專門迎接新生兒來臨的醫護團隊，同樣的，我們也需要照顧生命離去時的安寧療護團隊。

——王英偉

二〇一九年春天，三月十八日，花蓮慈濟醫院的靜心悅讀空間裡，六十七歲的龔炳煌正以閩南語吟誦著他所寫的詩詞，他笑咪咪的端坐在輪椅上，那麼歡喜，看著前來的親友，一一地點頭、握手、微笑擁抱。

這是心蓮病房團隊爲龔炳煌伯伯舉辦的「詩展暨親友分享會」。龔伯伯雖然只有小學畢業，卻寫了一手好詩；他開過餐廳，燒得一手好菜；他對毛蟹的種類、習性瞭如指掌，還被稱爲「毛蟹博士」。

更難得的是，他對生命的珍惜與豁達。他說：「當醫師告訴我，什麼是胰臟癌，可能只剩下三個月的日子時，我接受啊，我跟醫師報告說，我不求長，我求不錯。」於是他轉到心蓮病房，接受安寧緩和療護，而龔伯伯在心蓮的主治醫師謝至鏗，更成了他口中的「神醫」，老親切地喊著「謝神醫」。謝醫師與心蓮團隊的治療、傾聽、陪伴與敬愛，大幅減緩了他身體的痛，讓他能持續寫詩、創作。

謝至鏗讚歎龔伯伯爲大家上了一堂人生課：「他不會因爲生病而怨歎，反而是很認眞地生活，很認眞地做自己覺得有意義的事，還一直問我們，還有什麼事情，是他可以貢獻的。」

分享會展場裡，掛滿了龔伯伯的新詩作品，他最愛的家人、朋友都來了，一路治療過他的腫瘤科醫師、護理人員也來了。他滿臉微笑，不見愁苦，若不說，實在看不出已是命在旦夕的癌末病人。

龔伯伯的笑容相映著會場的許多詩作、許多親友，明明是一場生前惜別會，卻豐美如百花齊放的春天。老友們細數與他交往的趣事；孫子時而衝上前抱阿公；他的兒子則忍住淚水，哽咽地感謝父親，因為父親對生命作了最佳示範：「……我也會好好努力過每一天，跟爸爸一樣。」龔伯伯聽了，微笑點頭。

最後大合照時，龔伯伯緊緊握著謝醫師的手，儘管知道來日不多，依然對醫護充滿感恩。

龔伯伯所住的「心蓮病房」，是臺灣東部第一間安寧療護病房，而病人口中的神醫謝至鏗，則有位他很敬重，同時也是「手把手」帶領他進入安寧照護領域的老師——王英偉，他正是策畫、推動並帶領心蓮病房的重要推手，也是心蓮病房醫護團隊口中——永遠的王主任。

心蓮病房在王英偉的推動下，二十四年來舉辦過無數場為病友圓夢的活動，他們曾籌備過病房婚禮、畫展、歌唱大賽、帶末期病人返回遙遠家鄉、甚至辦起心蓮旅行社，義務帶著病人一圓家庭旅行夢。儘管身為佛教慈濟醫院，也常為不同信仰的病友舉辦天主教或基督教儀式的生前告別會。他們更曾奇蹟似的讓一、二十年不願見面的親人在此和解，道歉、道謝、道愛也道別。

催生臺灣東部第一間安寧病房

三十年前，安寧療護在外人看來是個付出多、收穫少，要有犧牲奉獻的傻子精神才會投入的領域，王英偉卻滿懷熱情地走上這條人煙稀少的道路。

王英偉猶記得，他在讀醫學院及住院醫師的訓練過程中，師長與前輩教導了很多診斷、治病的知識與技巧，卻從來沒有老師告訴學生：「一旦病人無法治癒時，我們該怎麼辦？該如何照顧他們？」

然而搶救有時，醫療畢竟有其極限。當實習醫師王英偉來到醫療現場碰到癌末病人時，那些苦楚的呻吟、瘦黃的面容都讓他手足無措。無法解決病人痛苦讓他感到難受，更難以自處，「我總是替自己找各種理由，趕快離開，並不是不願意照顧病人，而是不知道該如何照顧這樣的病人。」

在那樣的醫療環境下，癌末病人免不了被各種高端儀器「整理」或「搶救」過一回，終至宣告來日不多，病人的痛苦處境可想而知。因此，九〇年代初期，當花蓮慈濟醫院家醫科的賴鈺嘉醫師向主任王英偉提起「安寧療護」時，兩人一拍即合。

他們前往精舍，向證嚴法師提及安寧療護的願景。當時，證嚴法師認為華人的傳統觀念大都希望生命最後的時光能回到家中「落葉歸根」，在家人的陪伴下安詳往生，所以鼓勵王英偉從「居家安寧」關懷做起。

於是家醫科與放射腫瘤科、公衛室、社服室等有心於安寧療護的夥伴組成非正式團隊。從一九九一年起，便以系列讀書會、安寧療護研討會、志工訓練等形式，學習安寧療護、臨終關懷的知識、技能與思辨，並在醫院內外不斷倡導臨終照顧的理念。這樣持續了三年多，籌設心蓮病房的時機才逐漸成熟。

一九九五年，時任蓮花基金會董事長的陳榮基教授，與被尊為安寧照護之母的趙可式教授雙雙向證嚴法師提及安寧療護的重要性，成了慈濟醫院籌辦心蓮病房的臨門一腳。在證嚴法師的全力支持下，同年十月，慈濟基金會副總執行長林碧玉帶隊花蓮慈濟醫院家醫科主任王英偉、護理部督導、營建主管等九人考察團，前往日本參訪取經，為籌設安寧病房做完善的準備。

前往日本取經

早年，證嚴法師曾前往某公立醫院的安寧病房探視慈濟志工，那間安寧病房設在走廊尾端，距離護理站最遠，病人因疼痛而呻吟，卻罕有醫護來關懷，像被遺忘在末端病房，讓證嚴法師很不忍。因此如何才能如實照顧到末期病人的需求，讓病人有尊嚴地面對疾病，直到生命終點，是花蓮慈濟醫院開辦心蓮病房的首要目標。

一九九五年秋天，林碧玉副總、王英偉主任等九人考察團，參訪了日本五家安寧緩和病房，包括獨立設置的安寧病院、教學醫院或癌症中心附設的安寧病房。然而，讓王英偉印象最深刻的，則是北海道一家最老舊，但在照護精神上卻最豐厚的東札幌醫院，「它的硬體最不像所謂的安寧病房。」王英偉說。

在東札幌醫院裡，王英偉處處看到醫護照顧病人的善意與體貼。他們每天早晨召開晨間會議，是醫師與護理師共同參與的團隊會議，以充分掌握病人身心狀況，提供最即時的照顧。而除了住院療護，東札幌醫院也推動居家安寧照護，細緻的是，安寧居家護理人員，一周有兩天被安排在病房；而安寧病房的護理師同樣也會有兩天前往居家照護，這樣的安排其實更爲耗神費力，但卻讓護理人員充分掌握病人住院及返家後的各種狀態，做到沒有斷層的無縫接軌，給予病人最安心的療護。

讓王英偉訝異的還包括，他們的病房主管是護理主任，同時也是醫院的副院長。病人是否能出院，是由醫護團隊共同決策，護理師也參與討論，而不是醫師說了算。這樣以病人爲考量衍生出的共議精神，著實讓王英偉開了眼界，這與仍以醫師爲大且獨尊的臺灣，截然不同。「你會感覺到他們醫護之間，是一個『團隊』的合作方式，很緊密。」王英偉說。

日本參訪行也讓團隊見識到許多人性化的病房設計，像是空中花園的設置、個人化冰箱等，然而感受最深刻的，還是醫護人員如何貼近病人的用心與陪伴。

安寧，起始於英國

安寧療護的概念，來自英國，是由護理師起家的桑德絲（Dame Cicely Saunders）所推動的。六〇年代，醫師對癌症病人的疼痛束手無策，桑德絲看著飽受疼痛折磨的病人，老是想著，難道只能讓病人默默等死，是否能給他們更好的照顧呢？於是，同時擁有護理師與社工師專業背景的桑德絲，透過不斷演講、募款，來關懷癌末病人，直到有位醫師提醒她，如果想幫助癌症病人，就該去當醫生，「因爲是醫生遺棄了癌症病人」。三十三歲那年，桑德絲考進醫學院，七年後成爲正式醫師。

一九六七年，桑德絲在倫敦創辦了聖克里斯多福安寧醫院（St. Christopher's Hospice），專爲末期病人提供臨終照顧，也使得安寧療護（hospice care）逐漸推廣向世界各地。臺灣則在一九八三年，由天主教康泰醫療教育基金會針對末期病患提供居家安寧療護。一九九〇年，馬偕醫院成立臺灣第一家安寧病房，是全世界第十八個建立安寧療護的國家地區。

一九九四年，臺北新店的天主教耕莘醫院成立聖若瑟之家病房；隔年，臺大醫院、臺北市立忠孝醫院紛紛設置安寧病房。

花蓮慈濟醫院的「心蓮病房」則是在一九九六年七月試辦，八月九日正式啓用，是花東第一所安寧療護病房，也是臺灣第五家設立的安寧病房。證嚴法師命名爲「心蓮」，期望醫護提供細心與愛心的醫療照護，減輕病人疼痛並給予精神上的安慰，尤其要祝福病人擁有一顆解脫自在的心，如同從身心的泥沼中長出清淨的蓮花，讓「心如蓮花開放」。病房門口更有副對聯：「心如明月，照遍大地清淨性；蓮若菩提，開滿人間智慧花」。

擁有綠色庭園的病房

從日本參訪回臺後，王英偉遭逢岳母生病，「岳母出現許多症狀，讓我們經歷家屬的徬徨和擔心；對我來說，岳母從生病、往生、後事的安排都給我一個很好的機會教育，好像是她離開人世前特別引導我走一段安寧療護的路程。」王英偉說，如果他一直是個醫師的角色，可能無法深入體會家屬的感受。

岳母生病，讓王英偉更感同身受病人的苦痛與需求，也將在日本安寧療護院所看到一些醫病關係、體貼病人的硬體設計，應用在心蓮病房。

譬如，一進心蓮病房，右手邊的「護理服務臺」，特別降低了高度，是爲了讓坐輪椅的病人，也能自在地與醫護人員溝通，不必拉長脖子而感到被隔絕。病房區內設有交誼廳及餐廳，擺放著原木桌椅，溫馨典雅。

早期，曾有許多來自北部、西部的病人，因此病房內還特別設置了和式的「家屬休息室」，讓遠道而來的家屬能好好過夜。[4]

在心蓮病房外側，則設計了美麗的「空中花園」，中心種了一株欖仁樹，圍繞著大樹外有幾區小灌木叢，時而綻放著白色七里香或開著小紅花的大王仙丹。從空中花園向外俯瞰，是大片翠綠草地以及莊嚴優雅的靜思堂。

在這裡時常見到醫護或志工幫家屬一起將偌大的病床推到空中花園，或是陪著輪椅上的病人，一起吹吹風、看看雲、晒晒太陽，曾有病友打趣地說，來到這裡，都忘記自己正住在醫院呢。

花園裡也開闢了「拈花惹草區」，讓病人種花蒔草，透過園藝能有更多和家人、醫護互動的機會，也藉著花草的自然生長來療癒身心。有一回，有位熱愛蘭花的病人，讓孩子把家裡精心栽培的蘭花全帶來空中花園，不僅讓他在最後時光仍有鍾愛的蘭花相伴，也讓許多病友、家屬、醫護們驚歎，掛上蘭花的空中花園，竟如此奪目。

最初，空中花園裡鋪設著特別加寬的木板「景觀道」、無障礙的平緩斜坡，讓坐輪椅或躺在病床上的病患方便進出，享受自然。二〇一九年盛夏，使用了二十三個年頭的心蓮病房整修、改造所有公共空間。「空中花園」重新鋪設了淨斯人間志業所研發的「淨斯福慧環保連鎖磚」，材料取自廢棄便當盒、紙杯內的防水塑膠膜，讓回收物再創新生命。更新的空中花園，依然顧及了輪椅、病床進出的便利性；東南角落則新添了日式庭園，設置了石燈籠、淺水池，還有小魚群悠游其中。

廚房、餐廳、客廳、浴室，同樣煥然一新，且更爲明亮。公共空間還增設了3C科技的「天燈許願牆」，讓病人、家屬、探病者可以在電腦上寫下文字，看著牆上有著自己祈福的天燈緩緩升起。餐廳設置了志工沖煮咖啡的吧檯，另一面牆，則是在地的東華大學師生設計製作的大樹祈福牆。重新改造的浴室，天花板上漆了一幅「灑落陽光的綠林」，讓病人洗浴泡澡時，也能感受大自然的風光。嶄新風貌下，唯一不變的是心蓮團隊溫厚且熱切的初心。

4 隨著臺灣安寧運動的興起，各大教學醫院、區域醫院已紛紛設置安寧病房，病人可以就地安寧，因此日後心蓮病房的家屬休息室也改裝成討論室。

一場身心的洗滌

只要曾住過心蓮病房的病友，最難忘也最鍾愛的就是特別設置的病人澡堂了。澡堂裡有最先進的病人專用洗澡機及搬運架，能將無法行動的病人從病床上移到特製病床，再挪移至洗澡機內，不但可以沖洗、泡澡，還可以享受全自動、超音波按摩浴缸的SPA服務呢。

曾有位罹患乳癌末期的李媽媽，身上有傷口，加上全身水腫得很厲害，沒辦法洗澡，護理師陳美慧想盡辦法讓她能試著洗澡。只是，萬萬沒想到，費盡心思與防護，好不容易讓李媽媽進了澡堂，當溫水開始澆淋時，李媽媽卻哭了。

美慧焦急的問著：「是水打在身上很痛嗎？」因爲李媽媽身上有著又深又大的傷口。

「不是……不是……」李媽媽淚眼婆娑，說不出話來，美慧更急了。該把水停掉嗎？

終於，李媽媽哽咽著說：「不是痛……我很感動……我終於碰到水了。我已經半年多沒碰過水了。」

對一般人而言，洗澡是再日常也不過的事，但是對身上有傷、身體不便的末期病人卻是難以企及的奢求。

李媽媽身上有個極大的傷口，從右胸至後背，因此長期以擦澡清理身體。而那天，爲了要讓她能如願洗澡，心蓮病房的護理師想盡辦法先保護好傷口，再與志工、護佐、家屬等，三、四個人合力把近九十公斤的李媽媽抬到輪椅上，送往澡間。洗完澡，再把她搬回病床上，細心護理傷口。

洗完澡的李媽媽，以無比愉悅的神情，感謝著每個人。在場的美慧及護佐也深受感動，原來幫助一位病人「碰到水」是這麼享受的事，也提醒著自己更要把握並珍惜日常。

還有位不愛說話的榮民伯伯，在護理師與護佐帶他洗澡、泡澡後，竟然跟著護理師開始哼起鄧麗君、白光的老歌，歡喜不可言喻。這位平日瘦弱的伯伯高歌著〈魂縈舊夢〉：「青春一去，永不重逢……」歌聲竟然還能從澡堂穿過病房，把醫護們嚇了一跳，直說：「沒見他這麼開心過啊！」

看得見海洋的澡堂

這個深受病人喜愛的澡堂，還有個籌建時期的小故事。心蓮第一任護理長賴惠雲提到，當時病房澡堂，已經顧及空間、移動的需求，有安全設施、移動搬運架、全自動洗澡機及超音波按摩浴缸等配備，在一九九六年已是全臺灣最高檔的病房浴室了。

可是，王英偉主任似乎不這麼想，「再想想，浴室還能不能更好、更有特色、更體貼病人……」大家想破頭，嚷嚷著：「哎唷，主任，已經很完善了……」

沒想到點子王王英偉又出了讓夥伴們眼睛一亮的建議：「我們把浴室的牆壁、天花板漆成海洋的背景，讓病人洗澡時，也能像優游在大海中的魚群，能享受放鬆快樂的淋浴或泡澡，這樣會不會更好……」於是，浴室的牆上、天花板噴畫了藍白色的海洋、浪花與鯨豚。

二十四年前，醫院裡能有如此夢幻背景與高端設備的浴室，全臺灣只有心蓮病房了。難怪，心蓮有無數病友回饋：最開懷也最難忘的，是這裡的浴室。正如病人家屬所分享的：「最讓家母歡喜的，莫過於心蓮病房的浴室，在護理師、師姊們細心沖洗下，洗滌了她臥床數月來無法淋浴的苦楚。每回清洗過後，她總是用感恩的心，說她有如脫胎換骨一般，渾身舒適、清爽無比。」[5]

賴惠雲更將浴缸喻爲「能將世間病痛在此淨化的寶池」。擁有十七張病床規模的心蓮病房，除了有讓人稱羨的「寶池」、「空中花園」外；還有讓病人家屬使用的廚房、冷藏櫃、冷凍庫；儘管是佛教醫院，依然設立了「祈禱室」，讓不同宗教信仰的病友、家屬都能有寬慰心靈的禱告空間。

5 楷體引言摘自心蓮病房病友家屬沈蓮清女士寫於《花落蓮成自在心》中的一篇短文。

2 人本精神

儘管心蓮病房的公共空間獨樹一格，常被讚爲像家一樣溫馨，然而眞正動人的，卻不是這些硬體。王英偉常說，「事實上，沒有一個醫院會像家，也沒有一個家像醫院。眞正重要的是，有一群人用心地去照顧另一群人。」

這是王英偉打從成立病房就時常提醒醫護團隊的。他很感恩，一九九五年在徵召心蓮病房的護理長、護理人員時，許多資深護理同仁，不畏挑戰與艱難，毫不猶豫地答應前來，甚至還有排隊等候爭取來此服務的護理人員。

慈濟醫療法人護理委員會主任委員章淑娟曾這麼形容：「早年新進護理人員分配病房時，如果分配到內科病房，幾乎都會大哭，因爲有很多末期的病人。但沒想到當花蓮慈院要開心蓮病房時，卻有一群自願者，而且是資深的護理同仁，她們每個人都是發大願來的。」

這些發大願來到心蓮病房的護理師、護佐，無畏死亡的氣息與困難照護的挑戰，前前後後包括：賴惠雲、簡秀鈺、張智容、陳秀如、吳素月、萬玉鳳、武秋香、楊純惠、宋銀花、劉靜容、陳美慧、王淑貞、胡薰丹、江青純……等人投入。更難得的是，經過二十多年，這之中仍有許多護理師，至今依然守護著心蓮病房，或以居家關懷、安寧共照等多元形式投入臨終照護的行列。

王淑貞，一九九六年在花蓮慈濟醫院外科加護病房擔任護理師，一心想投入安寧療護的她，只要休假日就到心蓮病房當志工，期間不斷充實安寧療護的培訓與知識，終於在來年如願進入心蓮服務，曾擔任心蓮病房護理長，現爲花蓮慈濟醫院護理部副主任。張智容，則是心蓮第一代的安寧居家護理師，是許多病人心中的小菩薩，連原住民阿嬤都愛跟她撒嬌，從事安寧療護超過二十年，剛從心蓮病房護理長轉任爲護理部督導。

王英偉說，「我們成立病房後，很多來參訪的機關團體都說『心蓮病房很溫馨、設備眞好！』然而，讓人感到溫暖的不是這些硬體設施或空間規畫；最重要的，還是『人』的服務。」而這些第一線的護理師正是病房最美麗也最膚慰人心的風景。

挑戰與陪伴

心蓮病房剛成立時，臺灣僅有五間醫院設有安寧療護病房，因此當時許多西部、南部的病人，不遠千里而來。

有一回，一位罹患子宮頸癌的女病人小艾（化名），獨自拎著臉盆、坐墊等家當前來住院。心蓮護理師與她朝夕相處，才得知她來自西部，原是在風塵中打滾的女子，早與家人斷了聯繫，住院期間也不見親友探訪。她因為傷口嚴重潰爛，混雜著腥味的惡臭，瀰漫整間病房。

更難以置信的是，當護理師陳秀如為小艾清理傷口時，竟然跑出一隻又一隻的小白蛆，那是秀如第一次看到傷口湧出那麼多的蛆。然而，面對濃重臭味與蠕動的白蛆，秀如依然面不改色、談笑自如的幫她清理傷口。

護理的同時，秀如跟小艾說：「妳愛喝咖啡，我也愛喝咖啡，等一下清完傷口、換好藥，我們就一起喝杯咖啡吧！」

花了整整兩個小時，秀如終於把傷口清理乾淨，房間的氣味頓時清新。她和小艾都已疲憊不堪，小艾忍著痛以深邃的眼眸看著秀如，輕吐一句：「辛苦了！謝謝。」

聽到這句話，起身望向窗外的秀如，看著映入眼簾的藍天白雲，暗想値得了。回想小艾初到心蓮時，充滿防衛心，也不容易信任醫護，如今竟能道謝，有什麼比這三個字更讓人寬慰呢！

當秀如沖好兩杯咖啡，經過護理站時，來實習的小學妹緊張兮兮地跑來問她：「學姊，這樣可以嗎？」

因爲在早期護理教戰守則中，護理師必須保持專業、中立與客觀，也不希望與病人之間有太多私人情感交流，更何況是和病人一起喝咖啡。但秀如卻斬釘截鐵地回答：「可以。」

「我泡了兩杯咖啡端到病房，當下，她很開心，我也很開心。」秀如說，小艾還舉起咖啡跟她乾杯，兩人細細啜飲著，雖不過短短十分鐘，卻能感受到彼此的善意。小艾滿足的笑容，享受的不只是一杯咖啡的美好，還有再次被疼惜的感動。

多年後，秀如憶起這段往事說道，清理小艾的傷口眞的是很困難而辛苦的，病房裡好幾位護理師都幫她換過藥，「整個心蓮團隊爲了她絞盡腦汁，王主任想盡各種照護及換藥方式，就是要讓她的生活更有品質。」團隊還安排了一位志工，整天陪在小艾身邊，就如家人般來照顧她的生活起居。

那麼，和病人一起喝杯咖啡，主任王英偉也默許嗎？秀如笑答，這就是心蓮病房與其他醫院或病房最大的不同，「心蓮病房是非常人性化的，王主任向來很信任我們，只要是對病人好的事，他絕對支持。」

「不擇手段」地寵愛病人

王英偉經常耳提面命且幽默地提醒心蓮團隊：不能跟病人說「等一下」喔，說了要罰一百元，因爲病人已經沒有太多時間可以「等一下」了。

他更時時掛在嘴邊，讓醫護都忍不住模仿的則是：「只要能讓病人更舒服，我們要『不擇手段』的去達成。」

王英偉爲了照護病人，時常提出創新作法，有時卻讓護理人員哀鴻遍野：「主任，怎麼可能！」、「主任，這……眞的可以嗎？」遇到這種時刻，他又會像跟家人討價還價似的口吻說道：「那妳說，這樣是不是會對病人比較好呢？那爲什麼不能試試看呢？試一次看看，不行嗎？」於是，大家又挺他了。

爲了「不擇手段」解決病人的難題，病房裡時時刻刻都有新的嘗試，而且是全體動員，久而久之，「不擇手段」也成了一種向心力。

有時病人家屬不在身旁，病人餓了、渴了，還沒說出口，護理師早看在眼底，總能即時遞上一份溫暖，當然還有更暖心的。

在大學任教的彭先生說，十年前妻子因乳癌末期住進心蓮病房，當時家中還有兩個讀小學的孩子。有一天，他打理好孩子餐食，前往醫院帶妻子請假外出，去妻子最想念的藥膳湯店，好讓食欲不佳的妻子補補身體。讓他驚訝的是，他們一到店裡，卻發現心蓮病房的護理師已經在那裡了，正在「爲他的妻子買藥膳湯」。當下，夫妻倆感動得說不出話來。

從醫院到那家餐廳有四、五公里遠，護理師得趁著下班後專程出去買。這不是護理師的工作，也沒有人央求她這麼做，她卻願意跑這一趟。而如果不是日常的密切互動，護理師也不會知道病人心心念念那碗藥膳湯。

護理師跟病人要有多熟絡，才能如此貼近病人的心？王英偉說，護理人員有更多跟病人、家屬互動的時間，「她們其實已經把病人、家屬當成自己家人一樣在對待。」

在心蓮病房，不只一位護理師這麼做，團隊裡的其他護理師、心理師、志工等也都如此。她們爲獨身的榮民伯伯買愛吃的包子、饅頭；爲想喝冬瓜茶的遊民病人買冬瓜茶；看到燥熱難受的病人想念冰珍珠奶茶，讓交班即將接班的護理師或志工順道帶來；爲孤身無依的病人按摩、買便當……。她們經常自掏腰包，主治醫師一問，知道她們出錢又出力，也常豪氣地掏錢：「這個我出。」他們都是這樣寵愛著有緣的病人，不擇手段啊！

3 團隊合作

護理人員是安寧病房的靈魂人物，每天早上，當別的病房大夜班護理人員已回家休息時，心蓮病房大夜班的護理人員仍留下來繼續討論個案照顧；而許多護理人員為了充實安寧療護的知識，下班時間仍跑回病房參與討論會。看到她們疲憊的眼神，心中有萬般感恩。安寧療護是一個團隊的工作，相互支持與鼓勵，是我們繼續向前的原動力。

——王英偉

早晨八點，心蓮病房的會議室已坐滿了醫師、護理師、護佐、社工師、心理師。「阿美[6]昨晚一直哭，她的先生已經兩個禮拜沒有帶孩子來看她，她很想念五歲的兒

6 此章所提之病人與家屬名字，皆為化名。

子……」、「安伯伯夜裡不太能睡，痛醒了，止痛藥可能還要調高……」大夜班的護理師報告著，其他醫、護、心理師等也頻頻回應、討論。這是他們每天的例行晨會，一年三百六十五天，從未間斷。

若是在其他病房，多數是：醫師開醫師的晨會，護理師交班照護的病人，而心蓮病房卻像個大家庭，醫、護、社工、心理師，甚至宗教師與志工等，一起討論病人、家屬的各種狀況，提出最佳方案。

問王英偉主任，二十四年前首創「醫師與護理師一起開晨會」的先例，曾碰到反對的聲音嗎？「沒有人反對，因爲當時根本沒有人。」王英偉呵呵一笑，俏皮的話語背後，反應的仍是花東醫師難覓的窘境。一九九六年成立的心蓮病房，距離一九八六年啓用的花蓮慈院，已逾十年，儘管爾後成了花東唯一的教學醫院，然而，當時王英偉草創的家庭醫學科，包括他，也僅有二位主治醫師。

至於爲何要安排醫護一起開會，王英偉幽默地說，以前在臺大醫院加護病房（ICU）實習時，有位外國教授曾說，如果當醫師的想要好好睡覺，那得要團隊的護理人員要做得夠好，值夜班時就可以好好休息了。

這當然是玩笑話。王英偉認爲，「護理人員是病房的靈魂，在照顧層面往往比醫師更清楚、更了解病人。在心蓮病房，我們每天早上聽護理人員怎麼跟病人互動，才知道病人及家屬最需要的是什麼，所以當我們想要提供更好、更全面的照顧時，聽護理人員的交班，收穫是很多的。」

一般病房比較專注在病人生理、病理的變化，而安寧緩和療護（Hospice Palliative Care）強調的則是「整體照顧」。除了疾病外，更關心病人整體身心靈的「全人」照顧；連同家屬的「全家」照顧；病人從生病、往生到遺族悲傷關懷的「全程」照護；還有病房之外，也能深入社區，以無縫接軌的居家安寧方式照顧出院的末期病人，且不受時間、地點、科別限制的「全社區」照顧。

要推動上述全方位照護，自然要醫、護、心理、社工、志工、宗教師等「全隊」成員互相協力，才能發揮安寧「五全」的照顧精神。

尊重專業

很多人好奇，王英偉到底如何帶領團隊？爲什麼心蓮病房的向心力這麼強？

在心蓮病房成立之初，王英偉即設定以「沒大沒小」、「團隊照顧」的模式協力合作。他認爲，所謂「團隊」就是大家一條心，以共同目標來奮鬥。臺灣一般病房裡，主要是由醫師發號施令，醫師也最具權威性，但王英偉卻深信每個人都有自己的專業，應該被尊重，所以團隊守則之一是「沒大沒小」，人人都可以擔任領導、提出想法，可以從爭議、討論中達成共識。

花蓮慈院緩和醫療科主任謝至鏗醫師在心蓮病房服務逾十年。他說，「王主任一開始就告訴我們，Morning meeting（晨會）會有Leader（主導者），但不見得是醫師，團隊裡的每位成員，都可以是Leader，當你覺得今天討論的主題與你的專業有關，應該要承擔更多時，就可以當Leader，譬如，如果要召開某位病人的家庭會議，主要是討論病人的心理狀態，那麼心理師就會是這場會議的Leader。」而心蓮病房的晨會，很多時候是由護理師帶領討論的。

謝至鏗醫師原就讀臺大物理治療系，是從物理治療師轉行，考取學士後醫學系而成為醫師，這兩個截然不同的身分，也讓他對臺灣醫療的權威體系感受很深，「醫院是個比軍隊還軍隊的地方，在這樣的體系，發號施令的大都是醫師，而往往比較看不到其他人的努力。」謝至鏗就曾在醫療現場聽到醫師對護理師說：「妳是醫師，還是我是醫師；是妳聰明，還是我聰明……」這樣的話語。

「但是王主任不一樣，從我跟他接觸開始，他一直都很尊重護理師及其他專業，他把護理師當作團隊成員、夥伴，而不是他的屬下，他是很能聽別人意見的。雖然很多醫師都會說要尊重護理師，可是會身體力行做到的，還是少數。因此我們也都跟隨他，往這條路去實踐。」

讓謝至鏗感到寬心的是，團隊的護理人員曾回饋：「很少看到醫師的態度會像你們這樣。」也因此心蓮病房的護理人員相對是穩定的，好幾位資深護理師在心蓮服務已超過十五年、二十年。

曾任心蓮病房護理長的賴惠雲則提到，王英偉不僅尊重護理同仁，在溝通方面也很柔軟謙卑。譬如，一開始，心蓮的病歷紀錄該怎麼呈現，才能表達病人的「全人」狀態，王英偉認爲應該採取比較軟性的書寫，包括病人更多身心、關係、宗教信仰等訊息，而不是僅有病情陳述。他在聽取醫護人員的想法、研究海內外做法後，自行設計了一份心蓮的病歷紀錄表單。

「設計出來後，主任給我們看，問我們，『這樣的病歷紀錄表單OK嗎？大家看看還有哪裡要再修改……』，主任都是帶著大家討論、思考，從不會霸道的說，就是要按照我說的去做。」賴惠雲說，「而如果你工作碰到困難，他會私下跟你談，拋出他的想法，問說：『那這樣做，好不好？』我們往往就會覺得豁然開朗，又有創新的感覺了。」

心蓮病房成立以來，王英偉除了出國出差、借調服務於公職的時間外，每天都參與心蓮團隊「晨會」討論與分享，包括周末假日也不例外。張智容提到，心蓮團隊有來自胸腔內科的、急診的、加護病房等各個地方的護理師，每個人對安寧的解讀也都不同；還有不同領域專業，像是心理師、社工師等，但是「透過主任這樣日復一日的帶領，已經不只是交班會議，而是日復一日的『共融』，慢慢地凝聚起大家的默契與共識，讓團隊彼此支援的力量是很大的。」

在心蓮，主任或主治醫師查房時，護理師、心理師、社工師只要有空也會一起參與，有時，團隊同仁會在醫病互動的瞬間，靈光乍現，知道可以怎麼做，讓病人更舒服；又或者醫師有些新的發現與提醒，來把病人照顧得更好。

心蓮病房的護理實習生如此回饋：「在這邊的交班跟其他單位都不一樣，是團隊一起開會，凝聚力很強。」

每個人都該帶著想法來

儘管王英偉公認是位親民、接地氣的主管，對於不同意見的接納程度也非常高。然而，團隊夥伴跟他開會卻不是想像中那麼「如沐春風」或「輕鬆自如」。

醫師、護理師們這麼形容他：「他非常認真，你今天講的對不對，他會去查書、查資料的。」、「你不能腦袋空空的來開會，他也會挑戰你，到底有沒有想清楚、有沒有做功課。」、「跟王主任開會是有壓力的，因為不想在他面前表現得不好，他都那麼拚了。」、「他會問說：『你平常照顧他，有什麼心得？你的評估跟觀察是什麼？接下來該怎麼做？有遇到什麼瓶頸嗎？』」、「他從來不會罵人，可是他一問，你答不上來，他就知道你有沒有用心了。」

開會雖然有壓力，卻也經常趣味橫生：「跟他開會，什麼話都可以講，他完全沒有架子，大家可以直來直往。」、「王主任非常喜歡我們提各種問題，他會帶著大家討論，任何疑難雜症，他都會想辦法解決。」、「他連一個傷口照護或除臭，都可以搞得很有趣，可以想出幾十種方式來突破，大家也會熱烈討論，或吐槽他，跟他工作眞的非常有趣，當然也很有挑戰性。」

王英偉會風趣的提醒護理師，「如果今天人家問你，爲什麼用這個藥、爲什麼傷口要這樣處理，你不能說因爲之前病房便是這樣做，所以就跟著這樣做，要知道爲什麼，要有想法……」他要同仁鍛鍊思考力，要清楚自己每個動作背後的意義，時時替病人設想，更要精益求精。

如果遇到意見不同或衝突時，鴿派的王英偉會先傾聽。當討論特別激烈時，他也會提醒每個發言的人：「calm down（要冷靜），calm down，慢慢講……」

他帶領大家確認「核心價値」是什麼，然後鼓勵每個人表達自己的意見與想法，把各種走向核心價值的不同路徑提出來討論。「在主任的訓練下，慢慢地，大家既可以有自己的想法、朝專業前進，又可以跟其他人共融，尊重不同的專業，團隊的凝聚力就這樣越來越強。」張智容說。

一起，把病人顧好

「晨會」除了討論病人症狀、藥物控制後的改善，也會討論病人、家屬的情緒，或者做了哪些非藥物的措施。張智容形容，這是以「身心靈爲整體」的交班模式，藉由護理師、心理師，甚至社工師、志工、宗教師跟病人的關係來理解病人的處境。

「病人心裡的想法，有時會在聊天中透露，有時是我們觀察、評估出來的。」智容分享，心理師也會協助大家，他們像是用放大鏡般的，去看清楚病人及家屬眞正要表達的：「他爲什麼會這樣講？」或「他爲什麼不願意接受團隊？」有時或許是對自身疾病的抗拒，「要怎麼嘗試用另一種方式來照顧他、跟他相處？」等。

王英偉說，有時，病人感受到自己病情開始往下掉時，也會詢問醫師：「我還剩多少時間？」這時，心蓮的主治醫師也會把握機會，回問病人：「爲什麼會想問我這個問題？……你有什麼想去做的事嗎？……是不是我們可以協助你？……」

如果因緣俱足，團隊便竭盡所能幫病人圓夢，或是病人提及家庭關係中的遺憾，就有機會促成病人與家屬之間的「道歉、道愛、道謝、道別」，讓關係和解；或是，即便不能和解，也能重新梳理關係，看見自己與他人的脆弱，而能對生命有不同的體會。

「所以，團隊彼此支持的力量是很大的，心蓮團隊裡，每一個成員的角色都很重要，能理解，就能接力照顧。」張智容說。這也是王英偉希望能以「全隊」照護，不只看見疾病，更要看見病人的整體樣貌，才能在醫療、社會、心理、靈性等各個層面，提供病人及家屬最適切的照顧模式。

團隊裡的火花

心蓮團隊裡，懷抱熱情、理想前來的成員，對於安寧療護的理念都有各自的想像與堅持，多數時候，都能在團隊討論中獲得繼續向前的共識，然而，也有少數燃起熊熊火花的場面。

曾任心蓮病房副護理長的陳美慧，是心蓮成立之初，唯一在其他醫院從事過安寧療護的護理師，來到心蓮病房時，自有一番對安寧的見解。

陳美慧對病人特別有耐心，她雖身爲護理師，但也擅長梳妝，甚至會幫往生的病人化妝。剛開始，她以自己上妝的邏輯爲病人大體上妝，才發現，大體的體溫、血液循環都跟活人不一樣，粉底液推不動，得要先在自己手上，以手的溫度把粉底液化開後，才能爲大體上妝，而所使用的化妝品也需特別挑選較爲油潤的。病人的遺容有時會偏黃、暗沉或甚至暗黑，化妝時也要顧慮如何還原成膚色，而不會顯得太蒼白。

費心幫大體好好畫妝，對美慧來說，是一路送病人好走的心意，讓病人美麗而莊嚴的告別人間。她希望心蓮的護理人員都該這麼做，但卻引來其他人的反彈，原因是，有些護理人員根本不會化妝，再者，她們認爲後續葬儀社都有專業的遺容化妝，爲何要勉強去做自己不擅長的事呢。

王英偉來找美慧懇談：「美慧啊，因爲這邊我們也沒有訓練過彩妝，護理人員也不熟悉，」沒想到立刻被美慧打斷：「主任，這個你不用講，你都不用講，你如果是要叫我妥協，我不可能，別人都做得到，如果慈濟做不到，那你也不用開安寧病房了。病房關一關算了，什麼以人爲本，都是騙人的……」美慧形容，當時自己連珠砲的回嘴後，頭也不回的往外走。

還有一次，是腫瘤傷口換藥事件。依照當時的護理流程，病人的傷口主要是由傷口護理師或醫師來換藥，「可是他們都很忙，只能一天換一到兩次，很制式。我是希望只要傷口髒了、有味道就該馬上換藥，不要讓病人的傷口浸潤，也不該讓病人二十四小時都在聞自己傷口的臭味，那很痛苦。所以我當時希望，就算是兩小時換一次，都該想辦法把病人弄得乾淨、舒服。」美慧說。

這自然引發了挑戰與討論。於是，王英偉又找她懇談，那次美慧先發洩了一番，「我罵完主任後，他還是笑笑的，很無奈的笑。他眞的是個很有風度的主管，他都會等我稍微冷靜後，才說：『好啦，我知道、我知道，但是也需要一點時間來做改變……』我聽到這句，很生氣，就又甩頭走人了。」

不僅如此，美慧也教訓醫師、跟醫師吵架，還把當時鋁製外殼的病歷本，往醫師腳前重重一摔，罵聲夾雜著哐啷聲響，氣勢十足。主任又來找她：「我們不要那麼衝動啦，話可以好好講……」美慧回：「好好講，他會聽嗎？你這是什麼主任，你那個member也不好好管一管……」

那幾年，王英偉常勸美慧：「妳什麼都很好，就是講話太直接了。妳可以稍微慢一點、輕一點、柔一點嗎？」美慧回他：「那不是我的個性。」

多年後，美慧談起這些往事，笑稱自己當時「目中無人」，目中只有「病人」跟「家人」，沒有「同仁」。一直到後來去了臺北，受了很多衝擊、挑戰，昔日王英偉勸戒她的話一一浮現，她才慢慢懂得「事圓、人圓，理就圓」。

她記得，王英偉曾告訴她：「要把每個人的優點放在心中，缺點可能只是一個過渡期，等待他，早晚他會有一些改變的。」

「像我這個樣子，他（王英偉）也能接納，而且是很眞誠的接納我，不厭其煩地來勸我，這個過程讓我很感動。」在美慧眼裡，王英偉是一位非常包容且有遠見的主管，「如果沒有包容力，他不會讓我去做那些我想爲病人做的事。甚至我不想做的事，他也會鼓勵我們去嘗試，讓我們把自己的優點展現出來，這是我非常佩服，也一直在跟他學習的。我現在帶同仁，看到別人的缺點時，就會想到主任，想到要學習包容，想到他講的，要看優點，不要太挑剔，『卡醜馬有一項好』[7]。」

「尊重、傾聽、誠懇面對、永遠留台階給別人下」是王英偉建立起團隊正向溝通的重要原則。美慧對待病人的用心與創意，王英偉始終看在眼裡，他也相信一個團隊要能不斷開創新的火花，「永不懈怠的用功」之外，也來自「異質性」的參與，他的傾聽、開放，以及對於不同意見及人才的廣爲接納，正是成就心蓮病房脫穎而出的關鍵之一。

做個「種樹的人」

如今，美慧任職於臺北慈濟醫院，是血液腫瘤科病房的護理長，專事癌症照護。當她遇到表達直率的學妹，好像看到過去的自己，她會思考，到底學妹心中的想法、感受是什麼，「我都能改變了，相信給她時間，她早晚也會改變的。」美慧依然對病人百分之百的投入，不同的是，她早已收起昔日刺蝟性格，成了有話好好講，能同理護理學妹，和大家打成一片的良師兼主管了。

人若經歷過無私包容的信任與對待，或許就有轉變、成長的契機，而這個契機往往也需要等待。就像王英偉每每有創新的想法與做法時，總是期勉同仁：「就來試試看嘛！我們不是因爲現在要乘涼，才來趕緊種樹的，不是嗎？但是，只要把樹苗種下，你知道，會有一天，有人可以在樹下乘涼。」他期許自己與同仁都能做個「種樹的人」，對他而言，這也是在實踐證嚴法師的慈濟精神。

7 閩南語，意指，就算再怎麼不好的人，也會有優點的，勸人要往好處看。

4 我的字典裡沒有「放棄」

正值壯年的阿勝（化名），四十五歲罹患鼻咽癌，做完電療療程後轉到了心蓮病房。有個夜晚，阿勝的口鼻突然湧出大量鮮血，然而栓塞止血，必須等到白天透過放射科施行動脈攝影，找出破裂出血的血管才能進行。

這突如其來，止不住的大出血，只得由王英偉與住院醫師按壓著病人的出血點來止血，整整一夜，他們沒有休息，輪流爲阿勝按壓止血，直到次日早晨將他送進放射科。

阿勝在栓塞止血後，再度回到心蓮病房，在醫護悉心治療照顧下，病情日益好轉，歡歡喜喜地出院後還能去菜市場做生意，也定期到王英偉診間追蹤病情，他和妻子一直與心蓮團隊維持著友好而密切的互動，一轉眼，王英偉照顧阿勝，竟也照顧了四年多。

陪著他，而不是放棄他

「有人會覺得很奇怪，爲什麼心蓮病房的病人可以讓我照顧四年多呢？」王英偉說，阿勝的身體狀況不錯，不能因爲他是癌症、大出血，就把他當成無藥可醫的末期病人，還是要盡全力醫治、照顧他。「所以，來到心蓮的病人，我們都是希望有機會可以『陪著他』，而不是『放棄他』。」

在心蓮病房，更有急性腦中風的病人，在醫護積極照顧下，進而拔管、恢復健康而順利出院，這樣的例子在心蓮，不算少數。

儘管臺灣從九〇年代推廣安寧至今，已近三十年，然而，還是有不少人誤以爲「安寧病房」是個什麼也不做，像個「等死、被放棄」的地方。王英偉說，恰恰相反，「我們的字典裡沒有『放棄』這兩個字，我們絕對不能放棄病人，一個都不能放棄。」不僅不放棄，還要更積極、全方位的來照顧病人的身心靈。

他認爲，多數人生病的過程是有階段性的，特別是重症病人，從發現病症，到用藥、手術或化療、電療……，有些人的疾病得以控制而能回到與病共存的居家生活；有些病人則進入安寧療護、舒適療法的階段。

「每一個階段，都不能放棄。」王英偉說，「只是，我們必須思考：什麼時候該『放手』，讓他可以很自然、很輕鬆的離開。」然而，這往往是最困難的理解與抉擇，尤其對家屬而言。

因爲捨不得，我們不讓摯愛親人自然地離開，而是希望透過現代醫療科技，強行將他拉住，於是我們會看見「求生不得，求死不能」的人間苦相。王英偉感歎，「我們要延長的是生命，而非死亡。但是，這些醫療科技卻往往讓我們延長了死亡，而非生命。」

「安寧療護，是爲人生最後的日子作積極的規畫，而不是消極被動。」王英偉解釋，很多人以爲轉到心蓮病房只是等死，事實上，心蓮病房的用藥、傷口換藥比其他病房還多，只是盡量避免侵入性的檢查，讓病人能更舒適、更有尊嚴地面對疾病。

心蓮病房也更尊重病人的意願，經常邀請中醫師會診；以精油按摩爲病人舒緩不適；也有心理師、志工及宗教師的參與，依病人及家屬的需求來提供服務。

阿勝讓王英偉照顧了近五年後，病情復發、再度住院，癌症轉移到了舌頭，最後連話都講不出來，然而長期的互動與信任，讓他們夫妻與心蓮的醫護同仁都很親近，面對生命最後的時光，也顯得接受與豁達。阿勝離開後，他的妻子也來心蓮病房當志工。

東部有不少頭頸部癌症的男性病人，罹癌時正值壯年，他們的太太也都還很年輕，碰到這樣的難關，難免不知所措。阿勝的妻子知道那種煎熬與辛苦，時常來支持、陪伴那些丈夫罹癌的年輕太太們。

「在這個照護過程，病人和家屬跟我們變成了朋友。」王英偉說，在心蓮病房，許多家屬並沒有把這裡當成不願再踏進的傷心地，反而會再回來看看醫護團隊。像是，在病人葬禮過後一段時間，家屬會帶些水果、點心來為大家打氣；有些則是當他們的子孫滿月時，特地送蛋糕來給醫護人員吃。還有不少家屬，日後成為病房志工。

「我們的互動，就是不要把住進來的當成末期病人，而是當成朋友一樣，照顧到最後。」王英偉說，「我們無法延長生命，但我們能讓活著的每一天都充滿生命。」

5 超越生死的情誼：從病人家屬到終身志工

王英偉在心蓮病房最常碰到兩個難題：一是病人不願意轉入安寧病房，他們誤以爲來到心蓮就等於「被放棄」；另一個問題則是，有些病人進來後便不想出院，因爲他們覺得在心蓮實在「太舒服」了。

而讓他印象最深刻的，莫過於花蓮慈濟醫院的職工美峰。

美峰是花蓮慈濟醫院的廚師，一九九六年的夏天，癌細胞轉移，當時主治醫師預估僅有兩個月到一年的生命。那年，心蓮病房剛成立，慈濟志業體的同仁也曾試著說服美峰轉到心蓮治療，但她總認爲那是一個「等死」的地方，說什麼也不願意去。

美峰隨著病情惡化，最難捱的是全身無以名狀的疼痛，她經常痛到想往地底鑽。爲了「止痛」，美峰的丈夫帶著她看遍花蓮所有醫院、診所，卻徒勞無功。到後來，美峰連下床都很辛苦，甚至沒辦法起身端坐。不願使用尿布的她，每次如廁前，都得先吞兩顆強效普拿疼，才能勉強撐扶著牆壁挨到廁所。

這樣苦撐了三個月，直到向來關心她的主管半哄半騙的要她到心蓮病房「試試看」，「那裡有專科醫師，可以幫妳試試各種止痛的方法和藥劑喔」，她才勉為其難住進心蓮，也還想著，如果還是痛就立刻出院。

沒想到，她才住進心蓮的第二天，就跟先生說：「我不要出院了，這裡好舒服。」美峰與丈夫是非常戀家的，即使出外走走，也不喜歡在外過夜，從不欽羨住五星級飯店的奢華，對他們來說，世界上沒有任何地方能比自己的家更溫暖、更自在。然而，讓丈夫意外的是，這麼戀家的美峰、原本打死都不肯入住心蓮的，竟然「短短兩天，就被心蓮病房收服了」。

首先，因為原本無時無刻的劇痛，在醫師的治療下，竟然不那麼痛了，身體不痛，心也跟著安住。更驚訝的是，心蓮有專為病人設計的浴室、浴缸，可以洗澡、泡澡。美峰從病床挪移到前往浴室的推架上，醫護人員有如浴佛般的，慎重且溫柔，美峰全程躺著，棉被蓋得好好的，機器輔助緩緩帶著美峰上升、下降，她都不必起身，當她降到浴缸時，溫暖的熱水早已備妥，還有超音波按摩浴缸的水流舒緩全身，非常舒服。

美峰不禁感歎：「如果知道這麼舒服，早就該住進來了。」

美峰十足大姊大的爽快性格，以及又酷又能忍痛的個性，便被護理師們取了「酷媽」的綽號，她的先生陳炳桂則理所當然地成了「酷爸」。仍需工作養家的酷爸，每到中午，便趕來醫院餵美峰吃飯，午休結束前再趕回工廠上班；一下班，再到病房。而不論何時，酷爸總是看到有人陪著美峰，有時是護理師，有時是志工，他們陪她聊天，幫她按摩。

每天被「酷媽、酷爸」這樣喊著，美峰和先生也很疼惜這些照顧她的小護理師，總是關心她們有沒有好好吃飯、好好休息。美峰喜歡喝咖啡，酷爸也會回家煮咖啡帶來給老婆，也和護理師們分享。有一回，美峰接連幾天無法解便，肚子脹痛難受，護理師聽了，口罩也沒戴，直接戴上手套，便彎下身為她挖出一團團又臭又黏的大便，讓美峰頓時舒緩輕鬆許多。

一旁的酷爸看了，瞬間紅了眼眶，對待至親也不過如此啊，「這些護理師卻願意這樣做，在我心中，她們已經是救苦救難佛菩薩的化身了。」酷爸說。

正月十日清晨，酷媽美峰走了，無病、無痛、無罣礙。她生前和丈夫酷爸一起簽下大體捐贈書，捐給慈濟醫學院，成為大體老師，是心蓮病房第一位捐贈大體的病友。

酷媽過世，酷爸參加心蓮病房第五期的志工訓練班。酷爸以他的煮咖啡專長，成了「咖啡組」志工。在病房裡開設咖啡站，讓病人、家屬、醫護等都能「免費」享受咖啡香。

起初是每周一天，大受好評，又陸續增加為每周兩天、三天，甚至一度增為每周四天，再慢慢調整成固定「每周三天」，持續了許多年，直到酷爸開刀後，體力大不如前，才改成一周兩天，延續至今。

長達十九年的咖啡志工

起初，自願分享咖啡的酷爸盤算著，每次使用約半磅咖啡豆，每月十二回，他還支付得起。而自己生活簡單，為了環保省電也省錢，即便酷暑，他家裡從不開冷氣，日子也還過得去，「當然，我也曾懷疑，退休金有限，這樣煮咖啡，人家會珍惜嗎？」但是，只要想起酷媽曾在這裡被周全照顧，所有遲疑便煙消雲散。酷爸始終記得，美峰臨終前對心蓮病房強烈的歸屬感，「到現在，我還常常以『賓至如歸』來形容她在病房裡的感受。」

二〇〇一年，「酷爸咖啡」在心蓮病房歡歡喜喜地開張了。酷爸笑稱，至於咖啡豆的支出，他人算不如天算，因為王英偉總會拿咖啡豆過來。一開始，他會說：「這個某某某送的，酷爸你煮煮看」、「我剛好經過咖啡店，覺得這包看起來不錯」；不然就是「這個人家推薦的，你試試」、「出國看到，帶回來的……」。種種不一而足的說詞，讓酷爸不得不接受王英偉的咖啡豆。

「漸漸的，咖啡豆就由王主任全包了。」酷爸說，「主任就是這樣，不著痕跡的說話、點點滴滴關心著，他很為我們志工設想。他說我退休了，已經沒有收入，所以任何一樣花費都是負擔，咖啡豆就由他來負責。」

凡事用心的酷爸很快地發現，有些病人或家屬，想聞咖啡香，但身體狀況不見得能喝咖啡，於是他花了三個多月研究、設計、改裝機器，增加口感與咖啡相近的「決明子」茶，給病友、家屬更多選擇。

「我的起手式，就是想幫助曾跟我一樣受苦的人。」酷爸說，咖啡只是一個媒介，主要是要創造一個環境，讓病人、家屬來和醫護、志工彼此交流。常有病人或家屬來咖啡站跟酷爸談心，酷爸特別懂得家屬的憂與病人的苦，常能有建設性的聆聽與建議。因而，他的咖啡站總是絡繹不絕，一轉眼竟也做了十九年的咖啡志工。

主任的召喚

問酷爸，咖啡志工一做十幾年，遇到過低潮期嗎？他笑笑說自己脾氣不是頂好，偶爾會遇到年輕的護理師或家屬，態度不友善，他索性就不來了。沒想到過了一段時日，就會接到王主任傳話給他：「酷爸，『暑假』過了，該回來了吧！」

聽到王英偉四兩撥千金的召喚，酷爸立馬回來，心蓮病房也就再度飄起咖啡香。

「如果是別人問就算了，可是主任過去對我們這麼照顧，怎麼好意思不回來呢！」酷爸說：「主任對我們病人或家屬所提的意見，都是很接納的。他從來不會嫌我囉嗦，對我的建議，也不會提一大堆困難點來敷衍我，或說他做不到，他總是誠懇、努力去做。」

心蓮病房成立滿一年時，邀請了許多病友家屬、志工一起來「體檢」心蓮病房，看看有什麼需要改進之處。酷爸洋洋灑灑提了十多項建言，一一被王英偉認真看待、逐一實現。

酷爸回想他的志工路，「主任早就替你鋪好路了，咖啡豆我來準備，你就盡量來，也從來不會責備你耍脾氣，只說天氣太熱了，你休息夠了，就再回來。」

過去，王英偉喝咖啡一定要加糖、加奶，還會自我調侃：「因爲人生已經夠苦了，所以要加糖。」但酷爸認識他這麼久，卻從來不知道他到底喝得多甜、要加多少奶，「因爲他很隨和，不管我怎麼煮，怎麼調配，他都說很香、很好喝，從來沒說過一句不喜歡。」

現在王英偉改喝黑咖啡，但他依然會在別人苦悶人生裡，撒點糖、添點奶，說個笑話、給點鼓勵，或不著痕跡的支持。對醫療團隊，他的期許依然很高，跟對待自己一樣，要進步，不進則退！

從主任到醫護，從病人到家屬，大家對酷爸的信任與關懷；酷爸對團隊的付出與眞情，積累出十九年的綿長情義。年過七十的酷爸，自覺體力已大不如前，回到家就累了，常常一坐上椅子就睡著了。但是來心蓮煮咖啡，這事他還得堅持呢，他還想透過一杯杯咖啡，努力讓病人和家屬「走得安心、走得放心」，讓人生圓滿到最後。

超越生死的情誼

曾有人問王英偉，安寧療護所照顧的病人都有可能會離開，這樣，是不是很沒有成就感？

王英偉卻從不這麼想，「當病人很痛、很不舒服時，我們能很快地改善他的症狀，讓他不被疼痛折磨，而能去做自己喜歡的事；也可以有餘力和家人做更好的溝通；有時，甚至還能幫病人完成人生願望，這不是很有成就感的事嗎！」

還不只這樣，通常病人往生後，家屬不會再回到醫院病房，因爲那對他們來說是傷心地。但是在心蓮病房，「病人往生後，很多家屬成爲我們的好朋友。病房裡這個壞了，那個少了，就有人自動自發來修、來付出；還有許多家屬願意一起來關心其他病人，來做志工，這不是很讓人感動嗎！」

看過許多病人從不願住進心蓮病房，到不肯離開心蓮病房；許多家屬甚至成爲病房的終身志工，這些情感與精神的延續，早已超越生死。正如同酷爸、乾媽（志工蔡秋雀）等家屬，已成爲心蓮團隊的一家人，一起在推動安寧療護的道路上，無私無悔地付出。

6 回家，爲病人圓夢

五十歲的阿民（化名）因爲下咽癌末期而來到心蓮病房，轉進心蓮時，他已無法說話、無法進食，病情相當不穩定。來到病房一周後，護理師看他神情落寞，設法跟他筆談，他才告訴護理師，家裡還有位八十歲的媽媽，他很想回家看看媽媽，卻沒有辦法。當時年關將近，好幾位病人都被親友接回家了，讓阿民感歎著，這麼多年來，他都不曾回家過年，好想回家看媽媽，但恐怕再也回不了家了。

隔天，護理師洪一文在晨會時分享阿民的心聲，王英偉一聽，「那我們就想辦法完成他的心願，帶他回玉里老家一趟吧！」

然而，送重症病人回家，談何容易，病人的身體狀況隨時在變化，團隊得做好萬全準備才能成行。而阿民的病情極不穩定，團隊卯足了力，得讓他趨於穩定才能帶他返家。

在此同時，另一位三十多歲卻罹患胰臟癌末期的小志（化名），家住臺東，已在心蓮病房住了四個多月，同樣想念家中年邁父母。他長年在外工作以孝養雙親，直到生病後才不得不停下工作來治病。當時小志的父親剛從臺東某醫院出院，讓他更為掛念而想返家探望父母。但是小志的姊姊擔憂他若回到家中，無法照護他頻繁的出血狀況，幾經考量，決定把小志轉至臺東市區的醫院，以就近照護。

於是，趁著阿民病情稍趨穩定，且正逢大年正月初一，一大清早，病房主任王英偉和兩位護理師，三位專業者一起帶著這阿民與小志「回家過年」，一圓他們想家、見父母的心願。

就在兩位護理師分別為阿民、小志更衣的同時，王英偉趕緊將病人要返家的家當、沿途備用的氧氣、醫材等物品，從心蓮病房運送到康復巴士上。院長林欣榮聽聞此事，也趕來協助，更帶來證嚴法師的福慧紅包送給兩位病人及其家屬，讓啓程充滿年節溫馨的祝福。

為病人準備禮物

其實，同行的洪一文、林惠珠兩位護理師原本已排過年休假，但一聽到照顧的病人終於可以返家，立刻歡歡喜喜的利用休假，前來護送她們疼愛的病人。

王英偉稱許：「這兩位年輕護理師滿有心的，她們還自掏腰包幫病人準備禮物。因爲對病人來說，要回家過年，卻什麼都沒有……兩位護理師想到了，幫病人買好返家的伴手禮，她們自動自發做這些事，讓我滿感動的。」

王英偉則是此行的「隨同醫師」兼「駕駛」，他一路從花蓮慈濟醫院開車到玉里，兩小時的車程後終於把阿民送進家門；短暫寒暄後，再開兩個小時車程，將小志送回臺東老家，讓小志看看思念已久的父母，淚眼相聚裡，有不捨也有再相見的歡喜。王英偉讓小志與家人小聚，直到下午兩點多，再協助護送小志至臺東聖母醫院的安寧病房。

從臺東回程時，下午四點抵達玉里阿民家中，這天，阿民已出嫁的三位姊妹們全都特地返家，珍惜這難得的相聚。阿民雖然無法言語，但看到媽媽與姊妹，露出難得的笑容。再度坐上康復巴士返回醫院時，阿民心裡像是放下什麼似的，格外放鬆，頻頻點頭，感謝一路陪伴的王英偉、護理師及志工。

問王英偉，像他這樣自己開著康復巴士護送病人回家的醫師，應該很少吧。「不少啊，以前我們家醫科的醫師都會開啊。或許有人覺得好像開個車載送病人很怎麼樣，但其實，我們本來就每天開車，也會載家人、朋友，那麼載病人回家，又有什麼特別的呢？」對他而言，眞正重要的是，大家同心協力一起爲病人完成心願，「沒有一個醫院會像家，但『回家』對很多病人來說是重要的情感依歸。」如果回家看一眼，能讓病人感到安心、放心，那麼再辛苦，也要努力達成！

熟悉王英偉的資深同仁不約而同地說，王主任就是這樣，默默做事、不勞煩他人。他從多年前開始做義診及居家照顧時，就時常「醫師兼司機」，那些手排檔的九人座、康復巴士、救護車，全都難不倒他。

只要團隊提出病人的心願，像是「主任，他想回家。」王英偉總是毫不猶豫地回應：「好啊，他家在哪裡？我們這個周六、周日看看怎麼準備，找一天載他回家。」團隊成員形容他，從來沒有遲疑，也不會考慮有哪些不方便，只會想著要怎麼解決問題來達成病人願望。

曾經有位罹患骨癌的高中男孩，因爲癌細胞轉移擴散，來到心蓮病房。那時正値盛夏，男孩有個心願，想要在病房裡看到很多很多的大西瓜，但是他所住的四人健保病房根本不可能有空間放置那麼多西瓜。後來王英偉帶著團隊設法清出一個空間，讓男孩家人帶了二十幾顆大西瓜來擺放，男孩看著滿屋子大西瓜非常開心，飽足了他的視野，也為夏日帶來清涼。這位可愛男孩，則在家人協助下，每天抱著一顆大西瓜歡歡喜喜地分享給醫護及志工們。

二〇二〇年暮春，一位癌末父親，因為從來沒有帶過孩子去露營而心懷感傷。為了幫病人圓夢，心蓮病房的醫護陪同他的妻子，做足準備，一起張羅了一場露天野營，地點就在心蓮病房的空中花園。他們把病床推到花園，為病床撐起庭園傘帳後，大夥隨即搭起兩座帳篷、一座炊事帳、擺設露營桌椅等，還準備了星空玻璃瓶，看著兩個年幼孩子歡欣鼓舞，病人開心地比「耶！」許多家人也來此陪伴，一起煮食、共度美麗的野營之夜。

在王英偉「不擇手段」的信念下，心蓮團隊經常啓動這樣的圓夢行動，為了保護病人隱私，這些行動鮮少曝光媒體，「我們每天就是不斷地『想辦法、想辦法，想辦法』，想辦法達成病人的心願。」昔日護理長張智容說。

7 傾聽病人的聲音

「從不放棄的用心陪伴」正是心蓮團隊之所以能讓許多病人、家屬肯定並衷心感謝的原因。

曾有位更生人大哥，身上有著昔日剛強的刺青，初到心蓮病房時，對醫護人員、志工一概不搭理。夜班的護理師觀察到，他整夜翻來覆去，難以安眠，於是問他，「是床墊的關係嗎？如果睡不習慣，我們剛好還有另一款床墊，可以換給你試試喔。」這位大哥仍舊不理睬、不回應。沒有家人照顧的他，即使病弱，卻保留著自身的尊嚴及強悍的骨氣，但醫護們不放棄，如常地噓寒問暖，漸漸融化了大哥的心。

有天夜裡，護理師要發藥卻找不到病人大哥，後來才發現他滑著輪椅去了空中花園。

「下雨呢，你怎麼待在這裡？」護理師問。

「我在聽老天爺哭泣啊。」病人大哥如此詩意的回答，讓護理師心頭微微一顫。病人大哥繼續說著：「我壞事做盡了，你們爲什麼還對我這麼好？……我不知道還能爲這個社會做些什麼，我死後，身上如果還有能捐的器官，你們幫我都捐出去吧。」

像陷入流沙般的，末期病人從生病到身體一步步喪失功能，不能走、不能站、不能自行如廁、不能翻身、不能吞嚥……身體倒退走的每一步，都又狠又重地打擊著病人的心智。

正因爲看見病人如在沙漠中坎坷獨行的困頓，心蓮團隊的醫、護、社工、志工等，總希望能「接住病人」，試著伴行，試著從人與人的眞心相待中看到一點光亮，試著重新燃起病人一絲希望，即使生命到了終站，也能看到不同的風景與意義。

不論他是達官貴人或市井小民，不論他的過去，不論他的族群，更不論他的性別與性情。奇妙的是，病人的改變，往往來自這樣的眞心相伴，因而有了不一樣的光景。

病人真正的需求

要能做到眞心相伴，首先得聽懂、看懂或接收得到「病人眞正的需求」。陽光灑落的初夏早晨，心蓮病房裡，一位阿美族的阿嬤睡醒了，家人剛好不在身旁，她一臉哀怨地以族語嘟噥著，主責的護理師沒聽懂，趕緊找來阿美族的護理師跟阿嬤溝通，原來阿嬤抱怨：「怎麼不給我東西吃，又不讓我回家。」

在護理師的安撫下，才知道阿嬤想吃稀飯，連忙去準備稀飯，再打電話跟家屬溝通阿嬤的需求。像阿嬤這樣的抱怨，王英偉巡房時也總會遇到，曾有一位罹患胃癌的阿公跟他告狀：「他們快把我餓死了，都不給我吃飯。」

其實，不論是眼前這位八十多歲的阿嬤或是罹患胃癌的阿公，都還以鼻胃管餵食，也視狀況補充點滴，若以醫療的角度來看，營養無虞，只是這對病人來說，畢竟不是「吃飯」。

護理師發現，慢慢餵著阿嬤吃稀飯，她也可以吃得不錯，隔天就撤掉鼻胃管，阿嬤整個人也顯得輕鬆舒服多了。另一位阿公雖然僅能含著一、兩口拌了海苔醬的稀飯，沒

法多吃，再吃胃就痛了，但光是這樣「吃氣味」，也讓他露出滿足的神情，還跟著護理師一起笑說著：「喔伊西！」（日語：美味啊）

一口暖暖的稀飯，傳遞著溫熱的生活記憶與情感，即使是走向終點的人生，依然可以保有尊嚴的去感受這樣的日常。

尊重病人的自主能力

末期病人從平常的如廁、飲食、坐立等，身體自主能力一點一滴的喪失，伴隨心中油然而生的無力感，讓他們與一般人所面對的處境，已是截然不同的兩個世界，能再吃進一口稀飯，看似如常，對病人來說卻是莫大的恩寵。

「理解病人眞正的需求」，不論是身體或是心靈層面，都是安寧療護中非常重要的任務，也是王英偉不斷對醫護強調的：「『不擇手段』地去照顧病人眞正的需求」。有時，正如同那碗無法眞正下嚥的海苔稀飯所傳達的氣味與溫度。

王英偉語重心長地提到：「有時候是病人有希望、有需求，但是不敢講；因爲病人和醫護處在不對等的情況下，病人以爲自己沒有權利來要求。」

他就曾遇到一位遠從西部來到花蓮的病人，住院第一天便跟他說：「醫師，你再看看，我要怎麼配合你們。」王英偉卻告訴病人：「你說錯了，不是這樣的，是我們要怎麼配合你。」他認爲，病人有任何想法，醫護都應該盡力去理解、去滿足，**「在心蓮，病人是主角，家屬是配角，醫師、護士都是跑龍套，要尊重病人的自主能力。」**王英偉總是這樣提醒著自己及團隊同仁，不要忘了誰最重要。

病人與餓的距離

一位被病痛百般折騰的病人，向王英偉哀求著：「把我打死好了，我不想活了。」還有一位罹患口腔癌的老先生，因爲口腔病變難以吞嚥食物，也告訴王英偉：「你們不必再麻煩了，就讓我餓死吧。」「但是他們其實不是眞的想死，而是想要『舒服』。」王英偉說，往往醫療團隊做好疼痛控制後，病人舒服了，就不再喊著不想活了。有時候，病人眞正要的是「改變」，從苦不堪言的現狀中獲得改變，而不是眞想尋死。

如果能體會病人受苦的煎熬，陪伴、傾聽、理解他眞正的想法，也能爲病人帶來莫大的安慰。

正如癌末的老先生不是眞的想餓死，而是對身體功能逐漸喪失的無望感，要怎麼幫助像老先生這樣的病人能再次吞嚥食物，找回生活的感覺呢？王英偉靈光一現，他從病人家屬將難以入口的苦澀中藥熬製成中藥果凍的靈感，開始想著，如果能把食物做成果凍，或許也能試著讓不易吞嚥的病人有機會再度感受食物的滋味。

於是他號召團隊一起來試做一日三餐的「營養果凍」，他要大家去感受病人那種想吃卻無法吞嚥的沮喪感，以及對吃的渴望。在志工、護理師的協助下，大家翻食譜，選擇營養、好消化的食材，採買、清洗、切煮、試做，衆所期待的首試版營養果凍終於出爐了！

只是，大家一試吃，你看我，我看你……空氣頓時凝結。

終於有人打破這短暫的沉默：「嗯，味道怪怪的……」實在不怎麼可口，團隊有默契，要給病人吃的，這可行不通！在團隊不斷試做、改良，王英偉也不斷試吃下，終於讓心蓮病房爲病人特製的「營養果凍」出爐了，兼具營養及美味的果凍，果然贏得病人讚賞，也讓特殊任務——營養組的志工忙得不亦樂乎。

怒罵是愛

秋日如常的午後，一位男性家屬在心蓮病房的入口，憤怒飆罵著：「你們連死人都救了，爲什麼不能救活人……」他的情緒高漲，大聲吼著現場的醫護：「你們不能拿人命開玩笑，你們不可以這樣……」

罵了一陣子，當時的護理長張智容悄悄靠近他身旁，跟他說：「唉呀，好捨不得喔！」再過一會兒，護理長繼續說：「那你有沒有進去病房看她？」

家屬終於停下叫罵，回應：「還沒。」

「那我們現在進去看她，好不好？」家屬跟著護理長走向病房。

一到病房，家屬便對著病人大吼：「妳給我起來！時間還沒到，妳還不能走！妳給我起來！」

如果當下能試著讀懂家屬（及病人）眞正的意思，他們爲什麼會憤怒，他們爲什麼如此表達，就能夠進一步同理家屬或病人。正如同護理長看到的，不是家屬的憤怒，而是不捨，也因此，團隊沒有在家屬如此悲傷且憤怒的時刻來跟他「講道理」，沒有以理性斷然制止他的飆罵或找警衛處置，而是同理、溫柔地化解衝突，給彼此空間，繼續前進。

心理學大師進駐

病人身體的各種症狀與需求，心蓮團隊總能設法協助；然而，更內在的心理層面，包括面對病痛及即將失去生命的恐懼、怨懟、悲傷……等種種情緒，又該如何陪伴呢？

很幸運的，在心蓮病房成立的第二年，臨終心理學教授余德慧[8]和他的學生石世明

---

8 余德慧先生（一九五一年—二〇一二年），生於臺灣屏東縣，心理學教授，擅長臨床心理學，長期關注詮釋現象心理學、生死學、臨床諮商、宗教現象學、宗教療癒。曾任臺灣大學心理研究所、東華大學與慈濟大學教授，是《張老師月刊》的創辦人之一，著有《中國人的心理》系列叢書、《生死學十四講》、《生死無盡》等四十餘本著作。一九九二年，與楊國樞教授在臺灣大學開設臺灣第一門生死學課程。一九九七年至花蓮慈濟醫院心蓮病房擔任志工；二〇一二年九月七日病逝於心蓮病房。

前來心蓮病房擔任志工。他們成立「傾聽陪伴小組」，每周帶領讀書會，陪伴護理師、醫師及志工，從臨床需求去貼近病人的心。

能有這樣的機緣，長年任職於心蓮病房的王淑貞、張智容都認爲，關鍵因素在於王英偉的開明與開放。他尊重專業、樂於合作；對自身不懂的事，必虛心求教，這樣的性格讓心蓮病房一直有機會廣納各路專業人才前來貢獻。

臺大心理系畢業的志工石世明，當時正在就讀東華大學研究所，他每日穿梭病房陪伴孤身病人，也幫病人、護理師跑腿買便當，同時進行著他的臨終照顧論文。每周會有一到兩個晚上，余德慧教授與石世明在心蓮病房的討論室裡帶讀書會，團隊的醫護、志工們，即使是在下班後的休息時間，也總是自願且熱烈地參與討論。余德慧先生將當時幾本重要的國外代表性著作，如《病床邊的溫柔》、《好走》、《假如我死時，你不在我身旁》、《因爲，你聽見我》……等當時尚無中文譯本的外文書，引進心蓮團隊共學共讀。

他們不只讀書，也讀病人的苦，更讀病人因病而生的契機。

讀書會同時也扮演著支持性團體的角色，常邀請病人來分享他們的生命經驗，彼此傾聽、思考、回饋；因而討論室裡，總免不了又哭又笑的悲欣交集。

余德慧與石世明帶著大家思索：「病人的生命歷程是什麼？」他們總丟出許多醫護人員從未想過的問題；他們關心病人的心理轉折，協助醫護、志工，從不同角度理解病人處境；也協助病人或家屬重新回溯家庭關係。

當病人病逝時，他們引導醫護訴說陪伴病人的歷程，有些護理師邊說邊掉淚，進而療癒了醫護人員內在隱而不見的悲傷；他們也帶著護理師、志工，一起協助病人及家屬的悲傷關懷。

「透過余老師、石世明的視野，讓我們對於病人的心理、靈性，開始有新的認識。」前任護理長張智容說，「他們把我們平常或許有覺察，但卻不明所以的，透過個案討論，慢慢看清楚，原來是這樣啊。」

用整個生命臨終

心蓮病房有如人間最後的道場，儘管人有生，必有死，然而對許多人來說，面對死亡依然是道難題。余德慧認爲，如果病人還沒準備好，不要強迫病人接受死亡，「病人基本上是帶病生活，帶著嚴重的疾病，他都想要活下去，而不是想要面對死亡、接受死亡。」他的提醒，讓石世明在臨床現場看見「自己（健康的人）總是用大腦在思考，而病人卻是用身體在活著。」

「病人用他整個生命在臨終，但好心的照顧者卻經常站在外邊，衡量病人有沒有面對死亡。」

石世明更在陪伴病人的過程中，聽病人親口敘說：「若是心中沒有一絲希望，就眞的活不下去……雖然我不怕死，但是仍然關心自己的狀況。每個病人都抱著一絲希望活著，活著一分鐘，就是一分鐘的希望。」

然而許多照顧者並不明白這樣的想法，於是心蓮團隊以余德慧、石世明所書寫的瀕死故事、心理師的臨床提醒來做各式各樣的衛教單，讓更多家屬、照顧者理解病人的處境，學習尊重「每個人面對自己的生病與生命，都有他的方式。」

「余」音繚繞

二〇一二年九月七日，余德慧教授病逝於他曾衷心投入的心蓮病房。至今，王英偉受訪時，仍常提起：「我們的病房老師——余德慧教授曾提醒，好的照顧是要『靠』著病人，讓病人有自己的自由空間，但需要時能隨時抓到我們，接受醫護團隊的協助。」

「余老師曾說過，如果我們能在病人身邊，輕輕握著他的手，半小時不講話，這樣的功力就夠了。」王英偉解釋，有時候我們很衝動，很想爲病人做些什麼或說些什麼，因爲過去的醫學訓練讓我們習慣從問題出發，尋找解決方案，一定要Do something（做些什麼）來解決問題，但這種「功能幫助」的心態往往無法眞正靠近病人；在安寧療護，「醫師最大的挑戰是to do nothing，什麼都不做。有時候，什麼都不做，只是眞心陪伴，反而會出現很重要的moment（時刻）。」而改變的契機，往往出現在那個靜下來「同在、共感」的時刻。

在「余」音繚繞的心蓮病房裡，團隊依然爲每位努力活在當下的病人服務，盡其所能地，守護病房裡的每一份希望。

症狀總整理

居家護理師來到罹患口腔癌的阿德家中，發現他的月曆上，一周七天，幾乎有五天都畫上大紅圈圈，好奇地問他：「你為什畫那麼多紅圈圈呢？」

「那是要提醒自己看門診的時間啊，星期二是看腫瘤科，星期三上午看中醫，下午看耳鼻喉科……」阿德說，幾乎每天都看不同的門診，所以他的藥特別多。而他的妻子也是乳癌病人，夫妻倆都生病，每天吃那麼多的藥，讓阿德苦無出路，甚至一度曾想著，不如歸去。

於心不忍的護理師，勸說著原本不願住進心蓮病房的阿德：「你這樣不舒服，還要每天奔波看這麼多科，要不要先來病房住一個禮拜，我們可以找其他專科醫師來會診，這樣你就不用跑來跑去，又吃那麼多藥，等你狀況比較好，就可以回家，這樣好不好？」在護理師與妻子的溫情勸說下，阿德住進了心蓮病房。

心蓮團隊邀來醫師會診、也調整了他的用藥，他驚訝地發現，自己竟然可以不再被疼痛、失眠等症狀綁架，人一舒服，他也不想回家了。

住在心蓮病房的兩個多月裡，阿德甚至有餘力張羅自己的後事，還去看了墓地。他的女兒也辭職返鄉陪他，整個家庭在阿德最後這段時光，意外地凝聚在一起。最後，阿德雖然走了，但他及家人對團隊卻有著道不盡的感謝。

花蓮慈濟醫院護理部副主任王淑貞從許多家屬的回饋中發現，「很多病人一生最美好的一段時間，是在心蓮病房度過的。」初聽聞，真是不可思議。在臺灣，重症病房往往是最容易被家屬抱怨、責難，甚至投訴的地方，這之中也隱含著家屬對離世病人的愧疚、不捨以及無法面對等種種情緒。

心蓮病房當然也會遇到這些難題，當病人、家屬處在不接受期時，護理人員也曾被病人或家屬責罵、丟餐具、大聲喝斥，或是完全相應不理。團隊透過召開家庭會議，進一步理解病人及家屬的需求，有時也透過數據告訴家屬，病人的身體變化，以尋求共同的療護目標。

然而，在心蓮病房，有不少病人是歷經百轉千折，一家醫院換過一家醫院，走投無路，最後來到這裡。心蓮團隊對病人的尊重、盡其所能讓病人感到舒適的用心，往往讓病人與家屬放下戒備與疲憊之心，而能逐漸放鬆身心。

有位家屬說，她最感動的是，她夜晚不敢熟睡，不時起身看看病床上的丈夫。大夜班護理師注意到了，告訴她：「阿姨，妳好好睡，明天才會有力氣照顧阿伯，妳不要擔心，晚上安心交給我們照顧就好了。」於是翻身、處理尿袋或便溺、口唇保濕等，護理師都在夜裡接手了。

有些病人或家屬，在心蓮團隊穿針引線下，體會到時光難再，更珍惜身邊至親，甚至曾讓一天講不到三句話的親人，透過照顧，拉近了彼此的距離而更緊密。

還有位病人小蘭，知道自己時間不多了，列了一張名單，要幫家人編織圍巾，但是護理人員看到一個末期病人，晚上不睡覺，拚命織圍巾，就勸她：「還是要睡覺呀！」小蘭卻說：「如果愛我，就不要叫我睡覺。」

不論阿德或小蘭，之所以能在最後時光，完成自己的心願，其實得有個基本條件，得要「症狀控制得很好」。正如王英偉所說的，如果病人可以不再疼痛，可以好好睡覺，不再被噁心、嘔吐、腫脹等各種不舒服的症狀困擾，就有餘力好好跟家人共度最後的美好時光，「有時候，病人所期望的，不是我們講出什麼樣的話，而是知道我們關心他，沒有放棄他，還持續陪著他。」

8 不擇手段的創意

雖然尚未看到病人，但晚班的護理師一走進心蓮病房，便知道「有新病人」來了。有位罹患乳癌末期的阿姨，因乳房潰爛並有大量的分泌物，惡臭瀰漫整間病房。

病人的傷口大、照護不易，飄散出腐肉般的異臭，揮之不去。團隊嘗試用了精油、香水、抽風機，但是效用都不大。

王英偉為了避免病人聞了難受，他要團隊再想想，如何改善傷口臭味。他認為「即使只能改善一小部分，都值得嘗試。」因為這讓人退避三舍的惡臭，不僅讓病人自身尷尬難過，更阻礙病人與親友的距離。

拋出作業的王英偉，當天就從文獻上查到活性碳的除臭與運用。

當時心蓮病房有個大魚缸，是用來「生命治療」的法寶。讓病人自由認養小魚，帶回病房照顧，增進病人的趣味與活力；同時，也藉著魚的游動，以及「大魚生小魚」的生生不息，激發患者對生命的正向看法。

這天，王英偉難得站在魚缸前，仔細端詳著。但他不是在欣賞悠游的孔雀魚群。他觀察魚缸裡的過濾設施，是如何應用活性碳來除臭，又如何連結上動力發電。於是，他去水族館買了活性碳，再採買簡易的浴廁抽風機及一個小臉盆，參照文獻與魚缸的除臭原理，竟然自行設計起「除臭機」！

他在臉盆底部放上活性碳來吸附臭味，再加裝一個小馬達，拆試了好幾次，最後終於完成了他自製的「除臭機」。

欣慰的是，這臺看起來「手工感」十足的除臭機，放在病床旁的邊桌上，竟然發揮了除臭功效，大大降低了病房異味。在那個空氣清淨機尚未普遍的年代，王英偉自製的除臭機，一度成了心蓮病房的標準配備。

另外值得一提的是，即使病人散發出這麼濃重的氣味，只要沒有感染疑慮，心蓮的醫護從不帶上口罩，「戴了口罩其實是與病人隔絕的，病人會覺得你是不是在意我的味道。」時任護理長的賴惠雲說，「我們只專注去感覺病人的感覺是什麼，比較重要。」

多管齊下的創意

爲了傷口除臭，王英偉嘗試的不只這台除臭機，他查遍了國內外資料，多管齊下。他在書上看到捲筒衛生紙的軸心可以吸附異味，便在晨會跟團隊分享，護理師質疑地問：「這個可以嗎？主任，這個眞的可以嗎？」他則回應：「書上有寫啊，你們怎麼不試試呢？」他鼓勵大家先嘗試，無效就再試別的方法。

他還分享咖啡渣的除臭功能，團隊便去全家便利商店、酷爸咖啡吧拿了很多咖啡渣，以類似CD大小的治療盤裝盛，一盤一盤放在病床邊桌上。

王英偉同時從生理的角度去思考，是不是傷口裡長了什麼菌，有什麼藥物可以處理？

早年臺灣還沒有進口強效的抗黴菌藥水、藥膏，而癌末病人的傷口已不是碘酒可輕易控制的。於是，王英偉嘗試把抗黴菌的口服錠劑磨成粉末，敷在病人傷口上，也有效地控制傷口惡化並降低異味。只是後來發現口服藥含有微量澱粉、酵素，不那麼適合敷傷口，再改用針劑。當時，他甚至連能抑制黴菌且防腐的過醋酸、蜂膠，都曾積極嘗試過。

想盡辦法 讓病人更舒服

王英偉更向理化老師請益，活性碳的過濾、淨化、吸附異味與還原反應，展開多方嘗試。

臺灣的活性碳口罩是在二〇〇三年非典型肺炎SARS爆發後，才開始盛行。而在活性碳相關商品尚未成爲風潮的一九九六、九七年，王英偉即自行研發活性碳紗布，他查到臺灣中部有專門製做活性碳布的廠商，與護理長商議後，買來一大捆活性碳布，再自製成敷料紗布。

王淑貞回憶：「病人的傷口有多大，我們就剪多大的活性碳濾布，一個一個剪，外面再包一層消毒紗布，製作成敷在傷口上的敷料紗布。」醫護人員、社工、志工，大家只要有空就協助製做活性碳紗布。

而王英偉之所以會有這些源源不絕的創意，是當正統醫療、藥物都無法發揮效用時，他仍不放棄，仍持續「不擇手段，想盡辦法」讓病人更舒適。

社工吳芳茜補充：「王主任在意的是，如何緩解病人的不舒服，他知道病人的經濟能力不好，像是買活性碳布這種找錢、找資源的事，他來負責，他希望大家只管努力提升病人的照護品質。」

花東的病人，許多在經濟上並不寬裕，而大面積傷口的病人，組織分泌液也多，需要不斷地換藥，「換藥敷料多數沒有健保給付，光是一天可能就要幾百元到上千元。」王淑貞說，那是一筆爲數不小的負擔。

而當年，王英偉自創的活性碳紗布，不僅減緩了傷口的分泌液與臭味，更大幅降低了病人的醫療開銷。

他的創意不僅用在傷口的除臭、換藥。他曾經爲了照顧淋巴水腫且雙腳長癬的病人，一查文獻，發現使用「臭氧」可以殺菌、除臭，便從家中的舊洗衣機拆了一個製造臭氧的裝置球，拿到病房，放在水桶、浴缸裡打出氣泡，讓病人清洗雙腳。

這個嘗試，不僅讓洗完雙腳的病人舒舒服服，也降低了病人的感染。此外，他也研發放置在病床下的簡易臭氧裝置，讓空氣中異味的分子結構被打散，同樣達到除臭效果。直到後來，醫療專用的臭氧機問世，心蓮病房也增添了這項配備，讓病人更舒適。

如今，隨著醫療進步，先進的術式讓病人的傷口越來越小；加上藥物的演進，也鮮少有異味濃重的傷口了。然而王英偉在身心靈的整體照護上，依然創意無窮。

創意不是憑空而降

花蓮慈濟醫院護理部副主任王淑貞說，安寧療護在早年對大家來說都是陌生的領域，「但王主任就是一個點子王，他腦袋裡有各式各樣的點子，而且他會正向的去思考，很多事情我們常常先看到困難，可是主任從來不會覺得有困難。」

被稱為「點子王」的王英偉卻說：「創意不是憑空而降的。所有的點子，實際上都是吸收了一些知識、訊息，整合後，再討論、再發揮。」他認為他的創意，來自大量的閱讀與努力，更來自團隊成員的彼此激盪。

對心蓮團隊成員而言，「你只要有困難，把問題丟給主任，他一定會去找答案、找方法。他隔天就會告訴你，他從什麼文獻或資料上讀到什麼，我們可以怎麼嘗試……」

王英偉認爲，照顧病人很多時候需要跳脫框架，去思考怎麼跨域與靈活應用。他以「九點圖的創意思考遊戲」爲例，說明：要如何只用四條直線，將白紙上如同「田」字形所分布的九個點串連起來，且需一筆到底、不能中斷。

九點創意圖

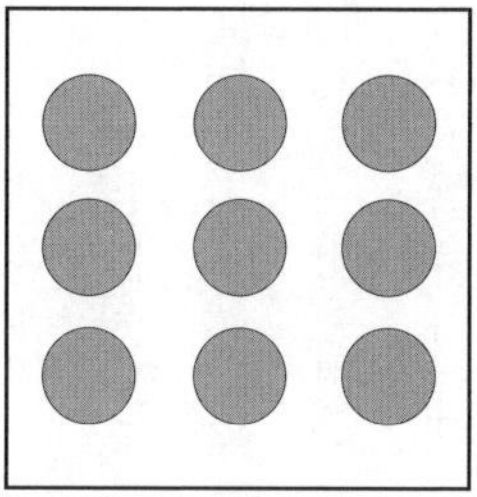

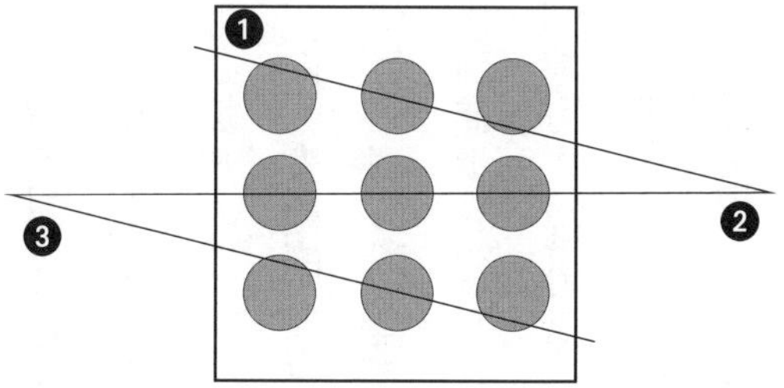

如果我們只在九個點的方形範圍內畫直線，怎麼努力都無法串連起來，必須把線條走到九個點之外，跳脫框架，才有辦法連起來。還有更難的，只以三條線，將九個點連起來。這要怎麼做呢？無非是要看得更遠，當你能看得無限遠時，就能把它連在一起。意思是，創意的生成必須跳脫框架去思考。

「創意，不是無中生有，而是你把病人放在心裡，給他個別性的照顧。」王英偉強調，要從病人的需求出發，病人碰到什麼難題，我們就用心去解決。他時常提醒團隊：「我們病房要以COPE做爲照護的大原則。」什麼是COPE呢？C是Creative，就是創意，「要把病人放在心裡，也要多看書、多吸收新知，再從中去思考，如果要用在病人身上，該怎麼用。」

O指的是Optimism，是正向、樂觀的心態。因爲來到心蓮的病人，大都是末期或重症病人，雖然沒辦法治癒，但每位病人或家屬都有進步的空間，「所以我要求醫師，我們大家一起去想，怎樣才能找到進步的空間，就算是走向臨終，也會有心理、靈性的改善，絕對會有我們可以努力的地方，這就是保持樂觀。」

P是Plan，要有計畫，同樣要多看書、多讀資料，擬定對病人最好的照護計畫，心蓮的病歷本上也都附有病人追蹤計畫表。E是Expert，是尋求專家協助，不懂要去問、去學，才能做得更好。

秉持著這個照護原則，王英偉曾在病房裡，見到家屬帶給一位老奶奶病人的午餐，是以精巧的日式餐具裝盛，非常優雅。心思細膩的他，立刻想到，換個餐具，或許也能爲病房裡那些食欲不佳的病人帶來改變。

於是他請病房護理師去挑選、採買了好幾套日式風格的碗、碟、缽、筷等餐具。一到用餐時間，護理師與志工便把醫院供應的餐食，分別放進小缽、小盤裡，再組成像日式懷石料理般的擺盤風景。同樣是醫院的餐食，但換上餐具、重新擺盤，一端進病房，病人眼睛都亮了，「哇！這看起來很高級呢！」也帶給病人截然不同的用餐感受。

護理師不只買杯盤，也在王英偉的請託下，去買更好的化妝品，這可不是王主任要在病房裡扮妝逗病人開心，而是讓有心付出的護理師幫病人大體上妝，讓他們漂漂亮亮，莊嚴地離開人世。

末期病人約有百分之三十會有出血的問題，部分會遭遇突發性的大出血，爲此，心蓮團隊設計了緊急用的「大出血包」，將止血紗布、止血帶、深色布單、藥物等全部放進一個盒子裡。

當病人大出血時，鮮血噴發的模樣會讓病人及家屬驚恐，這時以「深色」布巾覆蓋，血色不致太搶眼，也能稍微減緩病人或家屬的害怕。

病房裡的「遠距視訊」

一個冬日的傍晚，心蓮病房裡，穿著白袍的王英偉，不是忙著看病人、調整用藥，卻像個工程師，忙著在病床旁裝設立架，架設一台「方型小螢幕」，一邊確認著電話線是否接妥，一邊調整邊桌旁的燈光。

連線成功後，螢幕上出現了一對年僅七、八歲的小姊弟，病床上的爸爸問著小姊弟：「有沒有乖？功課寫了沒？有乖乖聽話嗎？」

螢幕上，小姊弟驚奇地看著爸爸，時而起身走近、再坐下，有時還出了框，「哇，爸爸……爸爸……」

想孩子想到偷掉淚的病人阿忠（化名），終於可以看到朝思暮想的孩子。男子氣概的他，忍著紅眼眶，有一搭沒一搭的跟孩子話日常。而這組視訊連線，正是王英偉爲阿忠開出的「特效心藥」。看到年幼孩子、聽到孩子喊一聲爸爸，遠比任何藥都來得強效。

心蓮病房是臺灣第五家成立的安寧病房，其他四間安寧病房都在北部，因而早年有許多臺灣西部、南部的病人，不遠千里來到花蓮，這些病人常思念家鄉的孩子或長輩。但當時只有B.B.Call呼叫器，臺灣還不流行手機，也尚未發展手機及電腦視訊。

病人擔心自己來日無多，又見不到思念的家人，這樣的掛念，王英偉都看在眼裡。於是，當他從郵購目錄上看到一套新興的電話視訊系統時，像挖到寶一般，立刻買來嘗試。

一九九七年，視訊系統需透過電話撥接，花蓮慈濟醫院的工務組還特地協助，從心蓮護理站拉了一條「全醫院最長的電話線」，再連結到病房裡的小型電視螢幕；而團隊的社工則特地跑到病人遙遠家鄉，協助安裝系統，並教會他們怎麼切換使用。

每當視訊電話接通的那一刻，不論家屬、病人或心蓮醫護都非常感動。這個二十多年前相當創新，只被大企業用來進行「遠距視訊會議」的系統，竟然也能在病房裡牽起情感連結，讓愛跨越空間的距離。

心蓮病房裡的醫護、社工打趣的說：「我們最怕主任（王英偉）翻閱郵購目錄，或是去一九九（花蓮地區的平價生活百貨用品店），他每次提著東西，笑咪咪地走進來，我們就知道，又有新任務了。」

如何看見病人的需求，如何靈活運用日常用品，來提升病人的生活品質呢？王英偉有個祕密武器，那是他以愛為號召，下了班，也把病人放在心裡的「一千元的行動與創意」。

一千元的愛與創意

王英偉告訴團隊，每位護理師及同仁都有一千元零用金的使用權限，鼓勵大家在回家的路上或是休假逛街時，如果看到對病人有幫助的物品，就大方買回來給病人使用，而那筆錢，由王英偉來支付。

「如果你知道他喜歡聽音樂，可以買他愛聽的CD；或是看到美麗的枕巾，也可以買給病人用，完全不設限。」王英偉說，但是也必須非常瞭解病人，才會知道他的喜好與需要。

王英偉鼓勵團隊，「只要是對病人好的，你們都可以去做，都可以嘗試，不要怕做錯了或失敗，帶回來討論，可行我們就去做。」無形中也讓大家勇於「放手一搏，什麼都可以買，什麼想法都敢提出來。」

於是，有位護理師幫病人夫妻拍了一幅動人合照，讓這對夫妻滿意又歡喜。護理師原本要將照片轉印在T恤上，給他們作紀念，但路上看到抱枕，靈機一動，將照片轉印在枕頭上，帶回病房。這對雙人枕頭，讓病人與家屬驚訝又感動，躺在枕上的病人，感覺妻子隨時陪在身旁；妻子則抱著枕頭上的先生，笑了又笑。

還有護理師看著容易燥熱的癌末病人，買來小電風扇，風不會太強，但流動的空氣卻讓病人感到舒服。

有人買來能放置在床上的「平板架」，讓病人更舒服的使用心蓮病房所提供的平板電腦，觀看自己喜愛的影音平台。同仁的創意，還包括買來甜甜圈坐墊，讓長期臥床的病人坐得更舒服；以及圍在脖子上的充氣式洗頭架，來幫有傷口的病人洗頭，洗完後，病人喊著：「好舒服啊！」不斷讚歎護理師的用心。

這個千元行動，讓護理師獲得病人、家屬的直接回饋，也讓醫病、護病之間有了更緊密的信任與愛的循環。

王英偉說，雖然至今，每位護理師都有這筆千元之愛的使用配額，「但是，她們很少用到啦。」有些時候，金額不大，不論醫師或護理同仁，就默默支付了。

「以身作則」的點子王

這些靈活的照顧創意與原則，又帶給團隊夥伴什麼改變呢？

昔日護理長張智容說，「王主任帶領的方式很活潑，無形中，會讓大家很樂意去學習。所以，我們每天上班都是要動腦筋的，不是一成不變，這樣不是很有趣嗎！」

「他點子那麼多，我們有時候也會哇哇叫，但他都以身作則，會帶頭先做給我們看，這點非常不一樣的，他不會只出張嘴，然後收割成果，他不是，他會把榮耀歸功於你。」社工吳芳茜說。

「其實我滿喜歡想些有的沒的，會覺得他那些點子滿不錯的，可以試看看，但主要是主任有讀paper（研究報告），他會跟我們分享他讀了哪一篇，說了什麼，是有根據、有說服力的，而不是突然想到什麼就做什麼。」王淑貞說。

謝至鎠醫師認爲，大家會在這裡，其實是理念相近，有共同的目標，而不斷把理想灌注進大家心裡的，當然是王英偉。「我還只是個實習醫師時，就常聽學長姊對王主任的推崇，來到這裡後更發現，不論醫師、護理師，大家都很信服他、尊敬他。」

其實，只要在心蓮病房與護理站待上半天、一天，就會發現，這裡不僅醫師、護理師很有耐心地傾聽病人、家屬說話；也常傳出笑聲、放閃溫情。嚴謹的傳承下，也有和樂、互相支持的氣氛，護理站還常有家屬提供午後點心，以及酷爸咖啡的加持。

解決病人的難題，看到病人的笑容，正是這群不怕麻煩、不畏苦的醫護最大的回報。正如王英偉所說的，人生，即使飽受病痛，抵達終點之前，仍有「進步的空間」。當身體由生向死，精神層面卻極有機會在「向死而生」的神聖的空間裡長出花朵與蜜，這正是讓心蓮團隊能更堅定實踐安寧療護的動力。

9

永無止盡的學習與突破

王英偉笑稱，開辦心蓮病房的第一年，覺得自己什麼都不懂，卯足了勁，拚命學；到了第二年，開始覺得「嗯，懂得不少了」；但到了第三年，才發現「自己實在懂得不多啊！」

第一年什麼都不懂是正常的，早年醫學教育裡沒有「安寧照顧」這個領域，王英偉的學習路徑是透過大量閱讀、參加國際研討會、實地觀摩國外的安寧機構而來。

因爲在摸索中前進，心蓮病房成立初期，便邀請英國資深的安寧療護專家帶領醫護同仁，如何幫病人翻身、擺位、細緻照護等。第二年，爲了增強心理、靈性關懷，舉辦了「安寧療護宗教人員短期訓練」，讓各個不同宗教領域的牧師、法師、修女、修士、醫護、志工都可以學習安寧療護。同時，也透過「空中花園」啓動綠色療癒的力量。

一九九六年年底，花蓮慈濟醫院心蓮病房更邀請到《西藏生死書》作者索甲仁波切蒞臨演講，這本書被翻譯成三十種文字，在五十六個國家發行，一九九六年九月中文版問世後，在華人社會掀起了生死學、臨終關懷的討論熱潮。四位心蓮病房的病人，在家屬及醫師的陪同下到場聆聽，會後並接受索甲仁波切的祝福。

只是，這樣的喜悅並沒有持續太久。隨著越來越多不同類型的病人進場，新的挑戰接踵而至。王英偉發現，在臨床現場，光靠知識是不夠的。「實際上，每位病人都有他的『個別性』，你必須要累積很多經驗，來做最好的照顧。」

引進芳香療法

爲了照顧並啓發末期病人的心理與靈性療癒，王英偉同時引進各種輔助療法。一九九八年，花蓮慈濟醫院邀請臺灣安寧之母——趙可式博士臨床教學。同年，也邀請藝術治療呂素貞老師臨床指導，將「藝術療癒」帶入病房，還讓好幾位從來不曾拿過畫筆的病友，畫到忘我。至今，病房討論室的走廊外，依然掛著病人的畫作。

一九九九年元月，王英偉將能舒緩病人身心的「芳香療法」引進病房，邀請芳香治療師卓芷聿臨床指導。隔年，邀請英國埃德克姆貝臨終關懷醫院（Mount Edgcumbe Hospice）的芳香治療師溫蒂・莉琪（Wendy Leach）在花蓮慈濟醫院展開爲期四天的「芳香治療工作坊」，心蓮病房成了臺灣第一家將芳香治療納入末期療護的安寧病房。

爾後，更有好幾位心蓮的護理師拿到芳香治療的專業師資執照，至今仍常爲病人調製精油，帶著家屬一起爲睡不好或腫脹疼痛的病人按摩、薰香。

舒緩病人淋巴水腫之苦

然而，病房裡還有一個王英偉不斷嘗試卻尚未解決的挑戰：常有癌末病人伴隨嚴重的淋巴水腫，也有病友下肢腫脹難受，透過藥物及按摩的緩解仍然有限。當時，王英偉請教了幾位專業的前輩、醫師，但似乎仍在摸索階段，尚未找到更有效的處理方式。

直到他發現英國設有淋巴水腫特別門診，探問之下，英國的治療師告訴他：「這個很簡單，處理後，第二天就可以舒緩很多。」

一九九九年二月，心蓮病房先派遣護理人員張智容前往英國安寧院所短期觀摩，並且接受「淋巴水腫治療」訓練。同年五月，心蓮團隊舉辦「淋巴水腫研討會」，同時邀請英國資深的淋巴水腫治療師芭芭拉・蘭福德（Barbra Langford）來臺灣臨床教學，舉辦了四天的工作坊，臺大、榮總及許多國內各地的醫療院所都派員前來學習，這也是臺灣第一次將淋巴水腫治療引進安寧病房。

這套治療技法，終於緩解了病人的淋巴水腫之苦。

王英偉帶領心蓮團隊，在病房內不斷嘗試、引進新方法，也積極向外學習的種種努力，讓花蓮慈濟醫院心蓮病房在一九九九年十一月獲得「國家生技暨醫療保健品質獎」專科類品質金獎的殊榮。

王英偉認爲這項殊榮背後，其實是證嚴法師及花蓮慈濟醫院給予極大的支持，再加上團隊所有成員及志工的努力。對他來說，獲獎，高興一天就好，後面還有更多事要努力！

跨海學習，精益求精

王英偉認爲要做好安寧療護，「實務經驗的學習與傳承」相當重要。他派遣護理師、社工師至英國幾個重要的安寧機構作爲期兩周的深度學習，若獲得拍攝許可，也盡可能將所見所學錄影回來，讓團隊一起學習。同時，他也帶著團隊出國參加研討會，學習交流之外，並盡其所能邀請國外專業者訪臺教學，努力提升安寧照護品質。

特別是每兩年輪流在不同國家舉辦的「亞太安寧療護會議」（APHC），王英偉總是「用盡心機」，鼓勵病房的醫護一起參與：「今年的會議是在日本舉行，大家要不要去學學新東西，順便出去走走、玩玩。」

「一開始，我們聽到出去玩就很開心。」心蓮病房護理長江青純笑呵呵說：「但其實都被他騙了，跟主任出去根本沒得玩。」因爲王英偉擅長分配工作，每個人都有要報告、要學習的主題。

江青純補充，「主任一直告訴我們，這個病房你們護理人員最大，醫師很小。因爲你們是二十四小時在看顧病人，你們的評估、判斷是重要的，所以更要『多念書、多學習』。」

每逢亞太安寧會議，心蓮病房總會有十餘位同仁參與，是臺灣很大的團體。「有時候我們搭凌晨的夜車，抵達臺北時，才清晨五點多，就先到臺北火車站的麥當勞。」王淑貞說。

天色才要矇矇亮起的清晨，這群人在麥當勞，可不是悠閒地喝咖啡、吃早餐。人人手上拿著幾張紙，專注地猛讀英文，正在練習兩天後即將登場的國際會議口頭報告。王英偉則像個口試官，讓要上臺報告的護理師，練習、預演給他聽，他再一一指導。

而在心蓮團隊浩浩蕩蕩前往日本參加會議的這一年，送審的報告中有五篇被大會核可接受，「一進到大阪的飯店，主任（王英偉）就不准我們出去，全部關在飯店裡，念熟稿子，然後一個個講給他聽，那時報告是不能看稿的，也沒有PPT，是一張張小小的幻燈片，做好了帶過去。要用英文報告，我們都非常緊張，主任一個一個帶、一個一個教。」吳芳茜說。

而每位同仁在不同場地的分場報告時間，王英偉全都記下來，他跑場，一場又一場地協助每位同仁用英文回答聽眾的提問，並幫每一位護理師、醫師錄影，讓同仁們有機會回頭再看一次影像，才能知道未來報告可以再調整之處。對王英偉來說，參與國際會議，是一個可以充電、學習、連結的地方；更重要的是，大家能一起進步、成長。

那天，所有同仁全部報告完後，王英偉終於鬆口說：「好啦，你們可以出去逛逛了。」

「主任，都已經傍晚了，要逛去哪裡啊？而且隔天一早就要回臺灣了。」同仁們趁機揶揄他。「老實說，我們很乖，沒人出去玩，都在裡面聽了所有的課程。」吳芳茜說。

還有一回，謝至鍠與王英偉同行，前往英國倫敦參加研討會，會場就在聞名的「大英博物館」旁，儘管距離這麼近，兩人卻也只用中午休息時間，匆匆前往大英博物館門口拍了張合照，隨即回到研討會現場，「王主任從來沒有私人行程，跟他出去，除了我們報告外，都是從頭坐到尾聽完每一場演講，努力請益、交流。」謝至鍠說。

挽起袖子一起打拚

已在心蓮病房服務二十年的安寧護理專師胡薰丹，想起出國前，她一邊準備英文口頭報告，心裡一邊抱怨著，怎麼會笨到答應主任要出國呢，壓力實在太大了！

她還記得自己緊張到一路抖著上臺，報告完，再一路抖著下臺，就像完成了一場不可能的任務。「報告前，我眞的是邊做邊罵，可是，等到我完成後，心裡是非常、非常感恩的！」胡薰丹說，王英偉除了鼓勵同仁參與外，還幫大家找資源，像是統計應用軟體、和每位報告者來回討論修改、找志工幫忙調整英文等等，而不論過程或結果，收穫最大的，正是抖著上臺報告的自己。

曾一起前往國外參與亞太安寧療護會議的護理師陳美慧，那時既沒寫論文，也沒上臺報告，但是後來她轉調到臺北慈濟醫院時，「我就按著主任（王英偉）當時教導其他護理人員的方法，試著寫研究報告，自己這樣衝了一次，竟然也能完成，當自己的專業被展現時，那是很大的肯定，也讓自己更有動力。」

王英偉時常提醒團隊：「工作的價値不在於你的職位或地位，而是在你的專長、熱情與持續的動力，在於你是否能看見自己眞正的價値。」

在他的潛移默化下，花蓮慈濟醫院心蓮病房裡，有人拿到芳香治療師專業師資的證照；有人專長淋巴水腫治療；有人成了傷口照護的專業護理師；更有好幾位護理師成了推廣安寧療護的講師。

而每次出國研習回來，王英偉總迫不及待地希望學以致用。「我們去加拿大開會，看到了新的病人評估表格，大家來試試看，怎麼樣？」才剛回國，王英偉便在晨會中提出。

「唉呦，主任，那個格式不好寫，有些項目不好歸類……」護理師回應。

「你知道嗎，成功的人爲問題找方法，失敗的人爲問題找藉口，爲什麼不先試試看呢？我們先試，有困難再來看怎麼修改嘛……」他軟硬兼施，要同仁勇於嘗試。

有趣的是，他像個大家長般的，總和大家站在一起的特質，也讓跟他討價還價的同仁，最後總是服膺於他的另類教導。

一位資深護理師說，有一回，王英偉晚上十點又來巡病房，看完病人後，他一進討論室發現護理師們正在忙著製作心蓮病房的「公告欄」，桌上擺放著五顏六色的海報紙、各式硬紙板，有些早該下班的護理師也在場幫忙，於是王英偉問道：「有沒有什麼是我可以做的？」接下任務後，他很自然的拿起美工刀，幫忙一起切割紙板。

「其實勞作不是王主任擅長的，可是那天，他跟我們一起做到晚上十一點半，有哪個病房的主任會這樣做!?」陳秀如說，王英偉帶人帶心、正直無私，總是「working together」，挽起袖子跟同仁一起打拚，「他不是那種很熱情的人，但是他有他貼心、溫暖的一面，常在不經意的剎那感動大家。」

就連心蓮病房去社區舉辦宣導活動時，王英偉也是跟大家一起搬器材、搬桌椅、場佈，從頭忙到尾，「他不是只有『致詞』時才出現的那種長官，所以大家會心甘情願地跟著他做、跟著他走。」

除了凝聚團隊共識，王英偉以實證醫學結合臨床照護，引領心蓮團隊不斷地向前躍進。這樣的努力，也讓海內外的安寧療護團隊看見並前來觀摩、學習。王英偉則提醒團隊：「沒有最好，只有更好。我們要有克服困難的勇氣，所謂團隊精神，不是把事情做完就好，而是要不斷摸索如何才能『把事情做得更好』，大家相互激勵！」

他更希望每一位團隊成員，都能找到自己獨特的強項與專長，努力去學習並發揮，「走出一條自己的路，你才會覺得這條路是有意義的，才能走得長久。即使有一天你離開了這個團隊，你是帶著安寧的種子，帶著自己的專長離開，可以再把這個種子散播出去。」

學上人的法

其實，心蓮團隊每次要帶領這麼多人參與國際會議，是一筆很大的支出。王英偉感恩，其中一部分來自花蓮慈濟醫院的支持。另一部分，則是他帶著團隊醫師一起積極申請其他計畫來爭取補助。然而團隊成員卻透露，「其實有時經費不足，王主任也會自掏腰包來貼補。」

問起王英偉這事，他說：「這個是學上人的。我們在慈濟，不是只講上人的話，更要實踐上人在做的事情。我們常說有心、有願就有力，有心，包括你怎麼運用力量來把事情做好。」

這二十四年來，重要的安寧國際會議，心蓮團隊的醫護從未缺席，不只是臺灣團隊中參加人數最多的，同時也是以英文發表相關研究成果最多的。

除了海外學習，心蓮團隊成員也常私下留意安寧、身心靈療護相關主題的研習，團隊的成員也常跑臺北上課，都是利用自己的周末、休假日。「其實，大家都會去關注相關課程，自己去報名。不然，主任走這麼快，我們跟不上耶。」團隊成員說。

王英偉從自身做起，不僅帶領出一個「利他」的「學習型組織」，更激發出團隊同仁個別的學習潛能與動力，他們以「如何能讓病人過得更好」爲目標，充實著各自的實力，成爲能支撐彼此又有向心力的團隊。

結合中醫的末期療護

心蓮病房開辦的第一年，王英偉曾看過病人自行買減肥茶包來處理便祕，他自嘲說：「病人覺得吃你的藥沒有效，或是他不想吃那麼多藥，他就自己想辦法了。」

王英偉從病人處得知，減肥茶包確實紓解了便祕。他向病人要了茶包，開始追查有哪些成分，發現裡面有番瀉葉，再找慈濟的中醫師研究、討論漢醫裡的草藥方，終於研發出緩解便祕的「中藥茶包」。病人喝了中藥茶飲，發揮作用，便可以少吞幾顆軟便藥，感受上也更愉悅。

除了促成中藥茶包的研發，王英偉打從一九九六年心蓮病房成立以來，便常引薦中醫師來會診，是臺灣第一位將「中西醫合療」引進安寧緩和療護的病房主任。末期病人飽受疼痛、便祕、噁心、嘔吐、腫脹、失眠等各種症狀所苦，尚未來到心蓮前，經常一天得吞一大把藥，而王英偉認為末期病人最好不要吃那麼多的藥，中醫的針灸或漢方，也能緩解痠痛、促進腸胃蠕動、解決睡眠障礙等，如果可以減少藥物又能解除病人症狀，那豈不是兩全其美？

因此，王英偉常親切地詢問病人，是否有正在服用的其他藥方，如中藥？如果有，西醫的藥也可以來配合。如此一來，病人不必再偷偷摸摸，反而會來跟他討論正在服用的中藥或營養品，而讓醫師更準確地掌握用藥。

他也常向病人提出，如果不排斥中醫，醫院的中醫師也能共同服務，幫忙調整體質或減緩症狀。花蓮慈濟醫院的中醫部，是全臺最早創立住院醫師「中西醫共訓」制度的醫院，每位中醫師不僅受過正規的西醫訓練，也同時具有西醫師的資格，讓中西醫之間的合作更有默契。

在王英偉的推動下，心蓮病房的病人對於中醫、中藥的接受度也很高；中醫師每周都會來心蓮病房一起開會、查房、共同處理病人的症狀。

有些病人做了放射性治療後，細胞受到破壞，容易感到口乾舌燥、噁心，中醫師以養陰、滋陰的方式來補充病人體液的不足，治療後，不僅改善症狀，也讓一些原本吞嚥困難的鼻咽癌病人，能開始緩慢進食。

在心蓮病房，中醫除了以針灸、拔罐協助末期病人在疼痛、失眠、反胃等症狀的緩解外，病人的各種疑難雜症，王英偉也會向中醫師請益、一起尋找解決之道。

以七星針治療淋巴水腫

譬如嚴重的臉部淋巴水腫治療，王英偉四處求救，先從西醫問了一輪，但是發現還找不到即時有效的方法後，他上網尋找研究報告，當時有國外安寧專家建議，可在臉部以刀割一個小傷口，讓淋巴液流出來，但是在臉部割一刀，恐怕會讓病人更害怕。「所以，我們再跟中醫師商量，發現可以用『七星針』來輕敲皮膚，淋巴水腫的體液就會慢慢流出來。其實這些中醫工具本來就在，只是我們沒去想過可以怎麼運用。」王英偉說。

而以「七星針」治療淋巴水腫，正是王英偉與時任花蓮慈濟醫院中醫部的曾國烈主任討論後所提出的。然而，有了方法，還必須確保病人在使用上的安全性。

心蓮病房在晨會時嚴肅的討論，淋巴液含有蛋白質，是否會有感染疑慮？王英偉查了各方資料後發現，淋巴液是自體流出，從壓力較大的體內，往壓力較小的地方流出，不會造成逆流感染，且七星針與針灸類似，皆經過消毒，再配合治療後的護理照護，是安全可行的，才敢嘗試。

讓人振奮的是，在幫病人先進行淋巴水腫的按摩後，再以七星針輕輕敲，效果極佳。有位頭頸癌的病人，因淋巴堵塞，臉部腫脹到眼睛都睜不開，以七星針輕觸治療後，皮膚水腫的淋巴液慢慢滲出，病人的眼睛睜開了，還多了舒緩後的笑容。

花蓮慈濟醫院中醫部骨傷科主任王健豪曾在演講時提到，他的七星針淋巴水腫治療法，還是王英偉教他的。王主任教學前，最愛問：「人體哪個地方的皮最厚？」看著大家正要進入苦思時，他笑呵呵的自答：「臉皮最厚。」

有一回，王健豪嘗試以七星針爲病人治療，隔天一早，接到心蓮的護理師打電話來哇哇叫：「王醫師，你是怎麼敲的啊？我們整個晚上不停地在擦病人流出來的體液……」然而，可喜的是，原本因淋巴水腫被囚困在病床、無法動彈的病人，水腫消了大半，隔天竟然能站起身來。

王英偉給中醫師出的難題，還不只這一項。

病人的小腿傷口潰爛、發黑、惡臭陣陣，中醫可以怎麼處理呢？中醫師蔣志剛查古籍，想出了以苦蔘根、黃柏、龍葵、兒茶、冰片等爲主的外用「潰瘍方」，勤換藥之下，竟讓病人潰爛發黑的傷口，逐漸結痂、長出新的皮膚。此外，慈濟中醫還以「加味紫雲膏」治癒了心蓮病人的褥瘡；也和病人家屬一起研發出「中藥果凍」。

末期病人的腫瘤傷口不易痊癒，分泌物多、異味也重。蔣志剛將原本研發來讓頭頸癌、口腔黏膜受損病人漱口的「中藥水」，延伸改良，用來敷在腫瘤傷口上，不僅有效收斂傷口，也降低了分泌液與異味。

早期，西醫的敷料沒有那麼多元，費用也較高，但中醫的針灸、藥材、敷料等費用遠比西醫低廉，結合中醫診療，也大大節省了病人的荷包。

而讓王英偉自豪的是，在心蓮病房所使用的中西醫合療的成功作法，團隊毫不藏私，中醫師或心蓮病房的醫師們，不僅對外發表研究論文，病房也將其製作成一張張的衛教單，大方分享給病友家屬及其他醫療單位，讓更多病友受惠。

Part. 5

打造沒有圍牆的醫院

王英偉為出院病人準備貼心的「叫人鈴」、居家安寧箱、八種語言的衛教影片到推動「雲端居家安寧療護」，這種種的設計，都是因為他深知「家」對病人的重要，「沒有一個病房會像家，也沒有一個家會像病房，但是家，卻是我們最熟悉、最自在、也最有安全感的地方。」打造沒有圍牆的醫院，讓末期病人也能安心在家，是他推動居家安寧的使命。

1 人性化的居家安寧照顧

「阿姨，謝謝妳這段時間讓我可以照顧妳，陪妳走最後這一段路。謝謝妳們夫妻邀請我去看畫展，還把活動照片做成冊子給我做紀念。妳現在身體已經沒有病痛了，可以放輕鬆，去妳想去的地方……」

早晨八點，心蓮病房的居家護理師江青純帶著哽咽與淚光，向她照顧的病人道別。「照顧久了，總是有感情的。」她說。這二十年來，儘管知道送別也是一種祝福，然而每次道別的當下，她還是難忍淚水在眼眶裡打轉。

江護理師向病人道別後，接著爲她「遺體護理」。

「阿姨，現在我要幫妳擦臉了。」護理師輕柔地以溫水擦拭病人的臉頰，輕聲告訴病人，接下來的每一個動作：「阿姨，我現在要幫妳翻身……阿姨，我們要擦背了。」、「阿姨，我們要換尿布了。」、「阿姨，我要幫妳換衣服喔。」、「阿姨，我要幫妳化妝了。」

待江青純完成最後的梳妝，病人阿姨的丈夫才通知葬儀社，「可以過來了。」

這其實並不尋常。一般病人在家往生時，家屬第一時間通知的是葬儀社，協助遺體後續處理，然而這家人基於信任與情感，最先聯絡的卻是心蓮病房的江青純，這位非親非故，卻如同家人般照顧著自己妻子的居家護理師。

二十四小時不打烊的居家安寧照護

能讓病人如此信賴的「居家安寧」，到底是怎麼做到的？

儘管心蓮病房讓很多人讚譽為「像家一樣溫馨」，王英偉卻常說：「沒有一個病房會像家，也沒有一個家會像病房。」他認為「家」是無可取代的，家也是我們最熟悉、最自在、最有安全感的地方。因此他會鼓勵病情穩定的病人出院返家，接受居家安寧。

在王英偉的帶領下，心蓮團隊早在病人出院前，便前往病人家中評估照顧資源，同時協助環境、空間規畫以及後續相關的醫療輔具租借等。團隊也提供家屬或照顧者衛教資訊——像是如何翻身擺位、按摩、拍痰等舒適療護的技巧。

此外，心蓮團隊還貼心提供了「居家安寧箱」給返家的病人，這只百寶箱裡，有病人需要的換藥耗材、血壓計、病友卡，還特別爲病人準備了專屬的「叫人鈴」。這是考慮到已日漸虛弱的病人需要幫忙時，如果家屬不在身邊，病人很難有力氣喊出聲音，所以配備了輕便叫人鈴，只要單手輕輕一按，就會發出透徹響亮的鈴聲，方便呼叫家屬。

醫護團隊則視病人狀況，每周一到兩次到宅服務，爲病人檢測血壓、體溫、處理傷口、換鼻胃管、給藥、膚慰關懷，以及任何病人需要的處置。

最難能可貴的是，打從心蓮病房成立之初，王英偉便設下「全年三百六十五天二十四小時」從不打烊的居家照護，希望能給家屬最大的支持。即使是晚上，只要居家病人有特殊狀況，夜晚十點以前，醫護依然會出訪，這是臺灣居家安寧非常罕見的服務。過了十點仍有二十四小時電話專線，隨時接應家屬的緊急諮詢。設置這樣的安全支持網絡，無非是想讓病人、家屬都能安心在家。

把時間留給病人

不只替病人想，對同仁，王英偉也有著默默體恤的紳士精神。

江青純說，只要是跟王主任出訪居家病人，他一定會把車鑰匙、居家醫療的行李箱都接走，不會讓護理師手上有東西，車由他開，醫療箱也由他扛，護理師往往只需輕輕鬆鬆地拿著一本病歷本。

他更是出了名的體貼病人。到宅服務時，王英偉進病人家門前，總是先把手機轉成靜音。他認為，再怎麼忙，進到病人家裡，這個時間就是屬於這位病人的，不應該被任何事打斷或干擾，「病人一個禮拜就只等你來這一次，所以不要讓病人覺得你很趕，或急著要離開。」以專注的心，把時間完整地留給病人，他帶頭做，也把這樣的觀念深植在團隊醫護心中。

進到病人家裡，王英偉第一件事是「去洗手」，他會向病人解釋，這麼做是為了保護病人。離開病人家前，同樣再去洗手，保護自己也保護醫院的同仁與病人。

「主任很親切，會主動幫病人量血壓、量體溫，他打開包包，就自己來了，而不是等著護理師做。」江青純說，每個病人的家庭環境都不同，即使去了較為髒亂的住家，王英偉不管環境如何、椅子多髒，他一定會坐下來，想辦法以跟病人同樣的高度，來跟病人說話，甚至有時病人的床是通鋪型的，他就跪坐在木板床上。病人、家屬在王英偉體貼又帶點幽默的看診下，總是特別安心與信賴。

每當王英偉照顧的居家病人過世時，他也會在第一時間前往捻香致意。如果是需要到府開立死亡診斷證明，他必定先上香致意，接著走向病人大體鞠躬禮敬，再溫柔地跟病人說，「某某阿姨（或阿伯），我要掀開你的棉被了……」他聽聽心跳、看看瞳孔，確認病人病逝後，從不急著走，而是跟家屬聊聊病人往生的過程如何、關心家屬後續的生活安排等。

這樣的眞切關懷，讓不少家屬日後成爲王英偉在家醫科門診的病人或心蓮志工，他們除了看身體的病，有時也跟王英偉聊心事、聊對已逝病人的思念。

讓家人和解

只要爲了病人好，什麼都願意嘗試的醫護團隊，有時扮演的角色也超乎想像。

曾有一位七十餘歲的阿嬤身體已呈現臨終狀態，阿嬤躺在客廳的木板上，呼吸困難，很喘，卻走不了。護理師陳秀如猜想，阿嬤是不是還有心事未了。她得知阿嬤的先生早年拋妻棄女，夫妻分居，雖然住在同一個市鎮，這三十年來，卻從不聞問、往來。陳秀如鼓起勇氣問了阿嬤的女兒，「要不要請妳爸爸來看看媽媽？」女兒斬釘截鐵地回答：「不可能，媽媽不會想見他。」

「那可以讓我也問問阿嬤嗎？」陳秀如再央求。

護理師靠在阿嬤耳邊，輕聲問道，「阿嬤，叫某某來看你，好無？」沒想到，阿嬤竟然點頭，表示願意。

秀如護理師火速追查地址，找到了阿公家，但怎麼敲門都沒人應答。第二天一早她再跑去，還是沒人。當天傍晚再去，她想，「我在門口等，總有等到的時候吧！」等待中，陳秀如忍不住踮起腳跟，從窗臺望進去，這回竟隱約看到一個人影躺在床上……謝天謝地，終於找到阿公了！

阿公聽秀如說了阿嬤的事，也願意跟她去見阿嬤最後一面。那個晚上，阿公陪著阿嬤，在護理師的引導下，他跟阿嬤說，我是某某某，我來看妳了，輕輕握了一下阿嬤的手。阿嬤已呈現彌留狀態，但她似乎知道阿公來了。阿公就這樣在阿嬤身邊陪了一夜，隔天，阿嬤便往生了。

後來，護理師接到阿嬤女兒寫來的感謝信。儘管宿怨難解，或許人生走到盡頭的這一刻，阿嬤還是決定寬恕；女兒看著母親與父親最後這一幕「無言的和解」，心頭緊揪的怨似乎也鬆開了，再也不必背負沉重的恨意，走向餘生。

這樣的結局，讓王英偉及心蓮團隊滿懷感恩，「冥冥之中，老天幫忙呢！」

讓病人安心在家

王英偉最常提醒居家醫護的是：「好的居家安寧，就是要讓病人安心在家，不要讓病人衝來衝去。」意思是，要注意病人的症狀控制，病人在家裡如果有狀況，應該是居家往診的醫師、護理師跑在前面，先處理、緩解病人的症狀。不要讓病人因爲沒控制好症狀，而要衝到急診或心蓮病房。

「居家護理要有品質，就是看這個，所以你拚了命也想把你的病人留在家裡，不讓病人衝來衝去。」江青純說。

要能做到如此，不是行禮如儀的量量血壓、聽聽心跳、查看症狀，還需更積極掌握病人整體狀況，包括心理層面、家屬照護狀態等。從細微處觀察，有小徵兆時才能預先防範，病人就能安穩地待在最熟悉的居家。

爲了做好，江青純的手機從來不敢離身，「因爲擔心手機隨時會響，病人急著找你。」即使在夜晚或在周六、日輪休時，一接到電話，她總能緩和家屬焦急的心，只要家屬能處理的，她會一步步引導對方，怎麼改善，同時等候、追蹤。萬一家屬處理不來，她便迅速前往病人家中或即刻轉進醫院。

有一回，江青純休假，一早和先生從花蓮開車返回西部臺中老家。途中，接到一位病人的電話，那是一位十七歲的男孩，對家人不滿，打來抒發心情。其實，以照顧的次數來說，江青純照顧他還不算太久，但是男孩卻選擇向她傾訴。男孩講了許久，身旁開車的先生，略顯不耐，因爲這通意外的電話讓妻子沒法一路陪他講講話、放鬆長途駕車的心情。

然而，江青純還是選擇繼續傾聽男孩的苦，聽著男孩跟家人間的衝突……好不容易終於掛上電話，卻已過了兩個多小時，先生雖然小小抱怨一下，但也理解老婆大人總是把病人擺在第一位的心情，沒再多說什麼。

當天的下午三、四點，江青純接到男孩媽媽的電話，男孩走了。

「我和先生都嚇了一跳。我才意識到，他生前最後一通電話是打給我的。」江青純很慶幸，自己沒有找藉口掛掉他的電話，更沒有輕易以一句「想開點……」去堵住男孩的出口，「我有讓他好好地吐苦水，把想講的話都講完。是這通電話，我才知道原來他這麼信任我。」江青純接住了那顆敏感、脆弱，無處可訴的心，讓他告別人世之前可以言說、可以清理心中的苦悶。

能有這般能耐，好好聽病人說兩個多小時，並不容易。問江護理師怎麼做到的？她回應：「其實我們受王主任的影響很大，他就是這樣對待病人的。」

王英偉常說，就算我們什麼醫療都使不上力，也還能陪伴，而全神貫注地傾聽，就是最佳陪伴。病人感受到有人與他「同在」、心靈暫得舒緩，或許比任何藥物都來得有效。

正如美國公共衛生先驅、第一位建立結核病專用實驗室的特魯多醫師（Edward

Livingston Trudeau）的墓誌銘：「偶爾治癒疾病、常常減輕症狀、總能寬慰病患。（to cure sometimes, to relieve often, to comfort always.）」醫療有其極限，即使身為醫師，也並非「每次」都能「治癒」病人，但「安慰、陪伴」，卻是時時刻刻都能努力的。

苦勞與使命

雖然心蓮病房設有二十四小時值班電話，讓值班醫護隨時接應病人需求，然而家屬往往習慣直接打給自己最熟悉的主責護理師。

「假日我們也都不敢跑遠。如果遇到手上剛好有病人狀況在往下掉的，就要準備好遺體護理、家屬的悲傷關懷。」青純說。

江青純已在花蓮慈院心蓮團隊工作二十年，是現任心蓮病房護理長。是什麼力量，讓她儘管日常生活會被打斷，卻沒有落跑，依然樂意在此學習與付出？更奇妙的是，最終也能獲得家人的支持呢？在心蓮病房，有好幾位像她這樣的資深護理師。

江青純再度說了那句老話：「我們受主任的影響很大，假如今天我的老闆是那種愛理不理，下班就下班的人，我想我不會有這種動力。」

「王主任花很多時間、心思在病人身上。他非常忙，身兼好幾個主任，要看診、要教學，卻早也在病房，晚也在病房，不管我們跟他講什麼，他都會想辦法解決。」心蓮的醫護也曾目睹，有一回，王英偉接到憤怒家屬來電責罵，然而不管對方怎麼跳腳，他都能讓對方冷靜、聽對方好好把話說完。

「他會去解決家屬氣憤的點，而不是避過去就好，是眞心去解決。」江青純說，有時同事之間也會產生情緒與張力，王英偉善於傾聽，總讓大家把話講完，他再設法從制度面去調整。「他帶出來的謝至鏗醫師也是如此，很替病人想，不論病人、家屬或是我們，有什麼問題問他，他一定想辦法解決，一個影響一個，所以大家的向心力很強。」

只是，這樣投入，不會影響到日常生活嗎？

「當然會啊，我也會跟主任抱怨。可是你又會覺得，如果把居家病人顧好，他們的生活品質會提升非常多，就可以安心地待在家裡，所以我們常常『捨不得電話關機』。這要說是使命感嗎？我覺得身爲一個居家護理師就該是這個樣子！」江青純如此回應。

同樣詢問謝至鏗醫師：「家人不會抱怨嗎？」他笑答：「他們習慣了啦，他們知道我們在做什麼，而且身爲我們的家人就應該要有這種認知啊。」言下之意是，身爲醫師的使命感就是要爲病人的需要而存在。

「家屬抱著我哭」

除了使命感，他們珍惜團隊彼此支持、合作的向心力，更從貼近的照護中獲得病人與家屬的肯定，找到持續付出的動力——病人一個微笑、看到病人與家屬在漫長拉鋸後的和解、即使重病卻仍以餘命付出的病人，帶給自己超越生死的成長與感動，這些都是難以言喻的。

每當江青純走在花蓮市的街路上，偶然遇到昔日照顧過的病友家屬時，家屬不是忍不住抱著她哭，便是上來欣喜地拉著她的手。

身旁的孩子一開始會問：「媽媽爲什麼認識那麼多人？爲什麼他們看到妳會那麼激動、會一直感謝妳？爲什麼他們會抱著妳哭？」

感動是會互相傳染的，丈夫與孩子一次次被這樣的場景觸動，「啊，原來媽媽幫助了那麼多人……」漸漸地更能體諒並支持她。假日裡臨時接到來自病人或醫院的來電時，丈夫已從「妳怎麼那麼愛待在醫院、怎麼又要出門……」到現在的默許與支持了。

悲傷關懷

心蓮的居家護理師們，腦海裡總有一張以病人住家為據點的關懷地圖，即使在病人過世後，他們依然持續追蹤需要關懷的家屬，這也是王英偉念茲在茲的「全程」照顧項目之一。江青純就曾多次探訪，一位在兒子過世後走不出哀傷的老母親。儘管有時並不在她預定的行程中，只要稍有空檔，她便會「路過」察看一番。

這位獨居的老媽媽在兒子告別式後，第一次看到護理師出現時，又驚又喜，「啊，青純，妳怎麼會來……」

「我來給妳突擊檢查，看妳有沒有好好吃飯啊。」江青純擅於視情況，扮演老萊子的角色，逗老人家開心。

在這樣的探訪中，家屬也會跟護理師分享，夢到病人了，而且是很好的夢，彼此都覺得很欣慰。然而也有家屬遺憾，「我怎麼都夢不到他？」

江青純就會安慰家屬：「沒關係啊，代表他已經去投胎了，他去過他的日子，那妳也要好好過妳自己的日子，不要讓他爲了妳而擔心。」

前往香港取經

早在心蓮病房成立第一年，王英偉就非常關注病人及家屬的悲傷關懷。除了搜集、參考海內外的作法，一九九九年更派遣護理師及病房志工前往香港善寧會的安家舍學習，希望能爲因失去摯愛而陷入哀傷的家屬提供更多支援，以迎受生命的改變。

當時前往受訓的居家護理師陳秀如，在王英偉的請託下，帶著錄影機把握機會記錄，帶回心蓮團隊報告，讓更多同仁學習。王英偉也帶著團隊從實務照顧中累積出更多想法，逐步設計出悲傷關懷的流程與方法。

團隊在病人住院期間便開始展開悲傷支持，包括傾聽、促成病人與家屬的互動或和解，協助圓夢來減少遺憾等。若遇信仰佛教的病人，精舍師父也常來協助靈性關懷；同時邀請牧師、修女定期前來關懷基督教、天主教等其他信仰的病人。

病人往生一周後，心蓮病房會寄出關懷卡片給家屬。如果評估是高風險悲傷者，便安排家訪，也常邀請家屬前來參與病房活動，像是聖誕晚會、元宵搓湯圓、包粽子等節慶活動，這些厲害的護理師們，總有辦法讓家屬前來相聚；而當病人忌日時，團隊也會致電關懷。

心蓮團隊甚至曾舉辦過「回娘家」活動，讓家屬齊聚一堂，藉著團體動力，再一次彼此凝聚、相互扶持，來度過生命的傷痛。心蓮雖有「悲傷關懷」流程，但也體察到每位家屬的個別性，以更有彈性的方式協助家屬走過哀傷。

護理師的小旅行

早年，王英偉推廣「居家安寧」時發現，花東海岸線長達近三百公里，心蓮的病人不乏來自花蓮南邊的壽豐、玉里、富里以及臺東，這些病人若在病情穩定後轉爲居家安寧，需要醫護「即時」協助時，仍顯困難。

該怎麼辦呢？王英偉立刻想到邀請在地衛生所及診所的醫護共同協力。只是當時衛生所的醫護也不了解安寧療護到底在做什麼、又該怎麼做，而形成實際執行的困難。

於是，王英偉帶著心蓮團隊，從花蓮到臺東，開始辦理一梯又一梯「安寧療護」訓練。幾次密集課程下來，讓花東各地衛生所的醫護人員理解安寧理念，知道身心靈全人療護所關注的是什麼；病人回家之後該如何照顧；臨終病人會出現哪些症狀，又該怎麼處理等。花蓮慈濟醫院心蓮病房也與花東各地衛生所攜手合作，讓居家病人能安全銜接在地資源的照顧與陪伴。

有意思的是，儘管有了在地醫護協力，心蓮病房的護理師、社工師乃至醫師，卻仍掛念那些有緣的病人，因此把關懷延伸到醫院之外。她們經常趁著周末休假，向王英偉報備後，「自行組隊」開車前往探望病人。

社工吳芳茜猶記得，有一回大家一起去銅門部落探訪居家病人，病人及家屬臨時起意，帶著醫護前往鄰近的慕谷慕魚步道，那回王英偉也同行，醫護們下到溪邊玩，王英偉則在岸上照顧著病人。能陪伴病人興致盎然地來到他最鍾情的山林野溪，是團隊難忘的回憶。

當時還有一種特殊狀況是，一碰到周末假日，衛生所沒開，病人求助無門，回頭找心蓮，「只要病人一通電話來、有疑問，而我們時間可以，就開著車下去了。那時手機還不盛行，不像今天可以透過手機視訊，看到病人傷口的變化或問題，來告訴家屬如何處置。」護理師陳美慧說。

這群心蓮團隊成員經常自費自假，像探訪朋友一般，帶著小旅行的心情，開著自家小車，北起花蓮太魯閣，南到臺東太麻里，都有他們探訪病友的足跡。病人及家屬只要一見到心蓮的護理師現身眼前，總是特別開懷。

「我很感動的是，病人知道我們要去，就會把他們種的蔬菜、水果準備好，讓我們帶回來。雖然我不會煮菜，但那種感覺是，他（病人）好像覺得自己無以回報，可是我僅有這些東西，我想跟妳分享，感謝妳們跑這麼遠來看我。」陳美慧說。

心蓮團隊去看病人，當然不是因爲蔬菜水果去的，而是出於不忍及掛念。然而在開了二到四個小時的車程，終於抵達病人家中時，她們才發現，不少病人住在「前不著村、後不著落」的地方，即使要買個紗布、透氣膠帶，可能要騎車騎一、兩小時，才能找到一間藥局，再風塵僕僕地回到家中。

跑遍了花東偏遠村落的這群醫護、社工，深切看到醫院之外，臺灣的另一個世界，窮鄉之外還有僻壤。「原來病人會遇到這些問題」，更自我期許，在照護上要做到「深思熟慮」且「深謀遠慮」，而不是只想著規則，「你要出院了，以後敷料要自己買喔……我們都知道敷料應該病人自己買，但是他買不到啊，他要去哪裡買？所以要有所準備，不要讓病人、家屬疲於奔命，這些都是學習。」陳美慧說。

當「以病人爲中心」成爲全臺灣、甚至全世界醫療機構最響亮的口號之際，王英偉及這群心蓮團隊的醫護人員，早已利用休假，走向山之巔、海之濱，探訪乏人聞問的病人，或是親自開車送病人回家，這樣的實際行動讓人格外動容。

2 雲端居家照護

「病人在醫院，是生病，回到家才是生活。臨終病人還是應該有自己的生活。」心蓮病房的謝至鏗醫師如此說。然而末期病人要能夠在家安居，也需要因緣，首先得要病人家屬支持。

心蓮病房的病床經常一位難求，有些病人一住進來就不肯走了；更多則是，家屬不讓病人出院。王英偉長年觀察，病房裡的病人超過一半是想回家的，但家屬擔憂「家裡沒有儀器、設備與醫護人員，一有狀況時，該怎麼辦；再加上主要照顧者──外籍看護聽不懂我們的話，如果有問題，要問誰呢？」

一般從心蓮病房返家的病人，居家療護期間有時很短，但也有長達一、兩年的。位於狹長的花東，要如何克服遠距離的照護，設計出一套「讓家屬願意帶病人回家」的居家安寧療護呢？

讓病人安心回家

二〇一二年，在經濟部的支持下，王英偉以居家安寧病人的需求爲出發點，結合創新雲端科技，推出「讓病人安心回家」方案。這個由花蓮慈濟醫院全力支持的「遠距居家雲端療護」不僅是全臺首創的遠距安寧照顧，二〇一三年更讓醫療品質策進會的評審委員在實測及聽了遠端家屬的回饋後，直呼「很感動」，讚許此方案以科技突破了距離及人力限制，一舉拿下第十五屆「國家醫療品質獎——智慧醫療」標章的肯定。

這個方案是以心蓮病房原本「人性化、個別化」的居家安寧照護爲根基，與科技公司共同研發「安寧居家整合性服務平台」，以照顧更多偏遠地區的病人，施行後的成效更讓人刮目相看。

一位家住瑞穗的林阿姨飽受漸凍症（運動神經元疾病）所苦，她全身肌肉萎縮、無力、吞嚥困難、很容易喘不過氣來，經常往返醫院，每次出院不超過三天，又來急診報到，半年內能待在家裡的時間不到十天。後來轉至心蓮病房，一周後，病情穩定出院，但三天之後，又回來了。

心蓮病房再度控制好林阿姨的症狀，同時啓動「雲端居家療護服務」，將平板電腦、血壓機、血糖機、血氧機、可攜式心電圖機、藍芽聽診器等整套監測設備，協助送至病人家中安裝並教家屬如何使用。

林阿姨的生理監測數值可即時透過雲端傳送給醫護團隊，團隊只要以手機、平板或電腦，便可監測病人的血壓、血氧、血糖、心跳等生理數據，數值異常時，還會自動警示通知醫護團隊，讓醫護同仁即時聯繫病人家屬。

此外，還能透過二十四小時即時視訊來溝通，讓團隊第一時間解決病人難題，減少病人疲於奔命地往返醫院。

林阿姨返家的第一周，照顧她的先生擔心太太容易喘，待在家裡，眞的可以嗎？出於不安及對雲端照護系統的半信半疑，林阿姨的先生每天早、晚，都要透過平板電腦，按個鍵撥打電話給護理師。一接通，他便跟熟悉的護理師打趣說：「我來查勤啊，看你們是不是眞的都在。」同時也報告妻子狀況。

一周之後，當他發現「醫護眞的都在」，而太太也能透過「即時視訊」看到醫護人員，才終於放下忐忑的心，安心在家照顧太太。

有一回，林阿姨感到「喘不過氣來」，透過雲端系統，立即與呼吸治療師聯繫，經由視訊指引而改善症狀。而當心蓮醫護收到她血壓過低等異常數値時，也隨即聯繫阿姨的先生，詢問病人狀態以適時協助，護理師還會幽默地回嘴：「換我來查勤喔，看你有沒有好好照顧太太……」

遠距「視訊」醫療服務，不只突破了過去僅用口述描述病人狀況的誤差，透過「觀看」，醫護更能掌握病情變化，家屬甚至可以跟著醫護的示範動作來爲病人清理傷口。比較特別的是，有一回，林阿姨很想念她的呼吸治療師阿蘭，心蓮團隊特地把阿蘭找來，讓彼此透過雲端平台聊天，兩人暢談一個多小時，那天病人非常開心，雲端視訊則意外發揮了心理支持的綜效。

雲端居家療護，讓原本三天兩頭跑醫院的林阿姨，成功在家待了八個月，既沒送急診，也沒來住院。不僅省去了奔波之苦，也大幅降低醫療開銷。

林阿姨的先生則說，「遇到問題時，只要透過視訊就能得到協助，就像心蓮團隊隨時在家提供照護一般，讓人安心。」他衷心感謝慈濟醫療團隊提供這麼棒的服務，圓滿了妻子想要家中度過生命最後階段的願望。

長輩也愛上智慧醫療

一般人總認為，要使用電腦、平板或智慧型手機來執行遠距醫療服務，對年紀大的長輩恐怕相當不易吧！特別花東又是除了嘉義、雲林以外，臺灣老年人口比例最高的縣，常出現「老老照顧」（年長者照顧更高齡年長者）的辛酸，末期照護的需求也越來越大，雲端照護使得上力嗎？

在心蓮的居家安寧中，有一位七十歲的老先生照顧罹患癌症、高齡九十歲的老母親。起初，老先生每次測量完媽媽的血壓、血氧、心電圖監控時，都會打電話到護理站一一詢問、確認母親的生理指數是否正常，直到心蓮團隊邀請他們加入安寧遠距照護平台後，才有了更快速便捷的服務。

一開始，老先生也擔憂自己無法學會操作，但護理師示範了幾次後，老先生便駕輕就熟，還讓原本抗拒3C科技的他，從此愛上了智慧型手機，遠在外地打拚的家屬也因爲家人有雲端照護的陪伴而感到安心。

江青純觀察，老人家只要想學就特別認眞，加上平台系統設計的可親性，其實操作不難，多試幾次也就熟練了。執行初期的困難，反而是出在「尋找網路訊號」。

花蓮有些地區網路訊號不穩定，有一回，心蓮團隊前往病人家中安裝設備，在案家的窗邊、門邊等各個角落都測不到接收訊號，「最後，竟然是在神明桌底下測到最強的訊號」，只得把接收器放在神明桌下。

此外，雲端照護系統也開啓了花蓮慈濟醫院與安養機構更深的連結。過去因爲末期病人的病情變化大，時常反覆住院，一般安養機構不太願意收治末期照護的病人。但自從花蓮慈濟醫院「安寧療護遠距整合性照護服務平台」推出後，也與長照機構合作，尤其是遇到病人發燒、胸悶、氣喘、褥瘡傷口等問題時，除了有心蓮的居家護理師每周定期訪視外，還能透過遠端視訊處理突發症狀，獲得即時改善，讓機構的長輩更有保障，也更安心。

八種語言的衛教影片

這套由王英偉帶著團隊打造的安寧療護遠距平台，不僅有「生理監測」、「協同照護」、「個案管理」、「醫療應用」等系統，更貼心設計了「安寧衛教」、「生活支援服務」。

其中的安寧衛教影片，多達八種語言、一百四十二部影片，除了國、臺語外，爲了因應花東是全臺原住民族最多的縣市，特別錄製了阿美族、太魯閣族、布農族、排灣族、達悟族等語言的影片。

此外，心蓮病房有感於病人的照顧者，許多來自印尼，且多數華語並不通暢，還特別錄製了印尼語版的衛教影片。影片內容包括翻身、移位、清潔到淋巴水腫按摩等舒適療護的方法與技巧，讓不熟悉國、臺語的外籍看護，也能透過影片反覆自我學習。

更細緻的是，如果家中是由外籍看護來照顧病人，遇到問題時，還可透過雲端，連結慈濟的翻譯志工（印尼語及越南語），提供三方通話翻譯，讓醫病溝通零距離。慈濟在印尼的翻譯志工，爲了執行任務，每天起床的第一件事就是趕緊上線，好隨時提供即時翻譯服務。

雲端的「生活支援服務」則囊括了花東地區輔具及醫療器材租借一覽、照護機構、基層醫療院所、照護用品、日常生活服務等各方資源的聯絡資訊及地圖一覽，讓病人及家屬能迅速找到需要的服務。

花蓮慈院的安寧居家病人使用這套雲端系統後，不僅對即時溝通的滿意度高達93%，更大幅降低病人送急診及返院次數。

王英偉笑稱，這套系統最有用的是第一個禮拜能讓病人安心回家，「然而，科技背後眞正重要的是，他（病人）知道，另一頭還是有一群人隨時在守護他、支持他，這才是病人安心的源頭。」

這套結合資訊性與共享性的「安寧療護遠距整合性照護服務平台」，不僅讓人性化的醫療照護從醫院延伸到病人家中，更從居家推展到長期照護安養機構，讓「老有所終」的居家安寧不再成爲偏鄉的奢求，更因爲減少再入院及住院天數，大幅降低醫療開銷與健保支出，不論對病人或國家未來政策的制定，都是雙贏。

3 送你一份愛的禮物：從新安寧運動到預立醫療自主

如果有一天，生命必得走向終點，你想選擇什麼方式和世界道別？

在心蓮病房成立的前幾年，王英偉曾照顧一位年約八十歲的漸凍人阿嬤，她曾表達不要插管。只是當阿嬤病情惡化，從家中被送往急診後，已被緊急插管，才來到心蓮病房。

阿嬤雖然被插管，但人卻是清醒的，每次見到王英偉，她總是以請求的眼神，希望醫師幫她把管子拔掉。「她一直祈求著，我也答應她，我們盡量幫妳。」

當時安寧緩和條例尚未通過，雖然幾經溝通，然而在阿嬤家人的反對下，病人始終無法拔管。就醫療而言，氣切和插管都不是治療疾病，而是利用人工氣道維持病人呼吸道暢通的方式。一般來說，病人因爲呼吸衰竭被插管而接上呼吸器輔助呼吸，是一種緊急處置，最多一個月就要拿掉了，避免長期插管而引起鼻腔疼痛、口腔潰瘍、氣管軟化等其他併發症，但這位阿嬤卻一放就放了九個月，在病房住了很長一段時間。

「後來，我每次進去看她，都是一種壓力，因爲我們做不到對她的承諾。阿嬤的眼神也越來越冷漠，她已經不太想理我們了，因爲大家沒有尊重她的自主意願。」王英偉說。

在病房折騰了快九個月，好不容易跟家屬達成共識，終於能如阿嬤所願，替她拔管！然而，心蓮病房團隊卻出現不同的聲音，有位護理師表達「無法接受」這個決定，因爲一旦撤管，病人隨時會面臨死亡。

儘管王英偉是先與團隊討論出共識，再跟家屬溝通的，但中間出現了反反覆覆的思辨，「這個過程大家都很難受。」王英偉花了相當多的時間，讓護理師、家屬去體會「病人的感受」。

身爲家屬的我們或許會說：「我捨不得親愛的家人，就這樣走了」；甚至有時醫護也想「救到底」，不能接受病人因爲自己「不做什麼」或「做了什麼」而讓生命在眼前戛然終止。

但是，如果躺在病床上動彈不得、無法言語，只能依賴插管維生的，正是自己時，你會怎麼選擇呢？

「換位思考，有時家屬的想法會改變。」王英偉看過太多出於愛，而要病人拚到最後一刻的家屬，可是對於早已四肢僵硬、無法動彈而飽受折磨的病人來說，已經活得很辛苦了，這時或許要從病人的角度重新思考，到底我們所延長的是生命，還是病人的痛苦？

護理師的反對，讓阿嬤的拔管再度延宕。王英偉為什麼還要再花時間跟僅僅一位不同意的護理師溝通呢？「當然有時候要下決定，我還是會下決定，只是那次比較特別，那是一個生命的過程。」王英偉說。

王英偉再度跟反對的護理師展開綿長的溝通，「……如果躺在那邊的人是妳，妳希望怎麼做？」最終，在家屬及心蓮團隊全員同意下，為阿嬤撤管。

撤管時，信奉基督教的家人們，圍繞在阿嬤身邊，為她唱著聖詩，「我們用讓她沒有痛苦的方式，幫她把管子撤離。」阿嬤終於露出難得的放鬆神情，家人一一與她道別後，沒多久，阿嬤便離開人世，也離開身體的苦痛了。

「我不要再裝呼吸器了」

還有一位住在加護病房的阿嬤，苦苦央求著：「我不要再裝呼吸器了」，並表達想轉入心蓮病房。尷尬的是，這位阿嬤神智清晰，孩子不忍心撤管。

王英偉不忍拒絕阿嬤的請求，轉而建議心蓮團隊：「我們是不是先讓她上來，呼吸器也一起來，我們持續與家屬溝通，用慢慢讓病人脫除呼吸器的方式，讓她有緩衝的時間，慢慢地適應外面的空氣、氣味、講話的感覺。」

「我們採取這樣的方式，好不好？不過，大家要辛苦一點，還有一個呼吸器要照顧。」在團隊的全力支持下，阿嬤住進了心蓮病房，後來也與家屬達成共識，以限時治療的方式，慢慢地爲阿嬤撤除呼吸器。

「拿掉呼吸器後，阿嬤很開心呢，她最大的願望就是不要戴呼吸器，而是把握最後的機會，可以跟家人講講話。因爲戴著呼吸器就不能講話，每天在加護病房被噹、噹、噹的機器聲響圍繞著，家屬也不能陪在身邊。」時任心蓮病房護理長的賴惠雲說。這位阿嬤最後還過了一段有笑容、有品質的日子，也讓子女重新思考什麼是眞正的孝順，並見證了母親在生命最後選擇安寧療護而保有生命的尊嚴。

大力推動「安寧緩和條例」

照顧漸凍人阿嬤的經驗，再次讓王英偉深刻體會到推動「安寧緩和條例」及「預立醫療自主」的刻不容緩。不僅是要讓一般大衆認識這兩個重要概念，更要從醫院醫護人員、職工等全面性的推廣。

他也體認到安寧療護照顧，不只是癌末病人有安寧照護的需求，漸凍症病人及其他器官衰竭、重度失智的病人，同樣有舒適照顧的需求。

二〇〇三年，王英偉開始結合申請計畫，大力推廣「安寧緩和條例，正確認識DNR（Do Not Resuscitate，預立安寧緩和醫療暨維生醫療抉擇意願書）」。他想先從慈濟醫院內部推動，但醫師、護理師乃至行政職工，都很忙碌，該怎麼進行呢？

這位點子王請助理協助約訪院內各單位，「就約每個單位固定開會的時間，請他們借我們十分鐘，我們請大家喝珍珠奶茶、談安寧緩和條例，十分鐘就好。」

「因為王主任是師奶殺手，大家聽到他要來講課都很高興，又有珍奶可以喝，而且只要十分鐘，就二話不說紛紛答應。」江青純說。就這樣，王英偉跑遍花蓮慈濟醫院各個醫療科室、護理站及行政組織等將近五十個單位，因為採小團體的方式宣導，更能聽到同仁對安寧療護及安寧緩和條例的疑慮，而做了最佳溝通。

在院外，王英偉也前往國軍805總醫院（現為國軍花蓮總醫院）、基督教門諾醫院、署立花蓮醫院（現為衛福部花蓮醫院）等在地醫療院所演講，推廣安寧療護的理念。

「那一年，我們辦理『安寧緩和條例推廣』辦得轟轟烈烈！」心蓮的護理師語帶驕傲地說著。

二〇〇四年，衛生署（現為衛生福利部）啟動「安寧共同照護模式試辦計畫」，然而王英偉又提前了一步，他早已帶著心蓮團隊在花蓮慈濟醫院內以「舒適療護」照顧「各種需要的病人」，他有句口頭禪「只要病人有需要，而我們做得到，就要勇於承擔」。實際上，他是「想盡辦法」都要去體貼病人的需要。

新安寧運動

二〇〇八年，王英偉觀察，臺灣一年約有十四萬人死於癌症，近三萬九千人死於癌症，十萬人則死於非癌症。雖然歷年十大死因中，癌症始終高居榜首，但因慢性病惡化而死亡者仍占最多數，遠遠超過癌症的死亡人數，其中失智、高齡死亡更是未來必須面臨的重大課題。

然而，當時中央健保局在安寧療護的給付上，僅支付「癌症末期」病人，非癌末期病人反而被拒於安寧療護門外。王英偉從研究中發現，非癌症的末期病人，多數病情變化較難以預測；從診斷到死亡的時間也較癌症爲長；在死亡的前一年，會多次進出醫院，病況一次比一次嚴重，甚至在加護病房中孤單地離開人世，因此更需要導入安寧療護的全人照顧。

於是王英偉開始倡議「新安寧運動」，團隊除了積極主動的參與「安寧共同照護」外，同時倡議並投入「加護病房、急診及安養中心」的安寧療護行動。心蓮病房也開始收治非癌症的末期病人，包括漸凍症、愛滋、重度失智、腦血管疾病的病人。

讓心蓮團隊欣慰的是，有些非癌病人，例如因急性中風陷入重症的病人，即使被評估接近生命末期而選擇了心蓮病房，但卻在醫護團隊積極照顧下，病人逐漸恢復健康而順利出院。

王英偉當時擔任「台灣安寧緩和醫學學會」理事，他也在學會倡議，讓許多醫師紛紛挺進、支持，進而影響健保給付的政策及制度。二〇〇九年九月，中央健保局除了將原安寧住院及居家試辦計畫正式納入健保常態性支付外，也將「八類非癌末期疾病」納入安寧療護給付範圍內。

此舉讓運動神經元症、心臟衰竭、呼吸衰竭、肝硬化、腎衰竭及愛滋病等末期病人，都能有機會選擇在安寧療護的積極照顧下，不再孤單，而能尊嚴地走完人生最後一哩路。

「很多末期病人所需要的，是陪伴，是人的關懷，而不是醫療技術的介入，所以全民健保這樣的給付方式對安寧是非常大的幫助。」王英偉說。

送你一份愛的禮物──「預立醫療自主計畫」

年年舉辦「安寧緩和療護課程訓練」的王英偉，二〇一〇年起，更進一步推廣「預立醫療自主計畫」。

這項計畫，有個有趣的緣起。有一回，王英偉邀請一位新加坡專家來臺灣演講「非癌安寧療護」，他一路陪著專家朋友搭車、坐捷運，專家提到新加坡開始推動ACP（Advance Care Planning，預立醫療照護計畫），王英偉聽到這個新概念，眼睛一亮，立刻去查資料、看書、再請教，「我的個性是碰到不懂的，一定要趕快把它弄懂，再找適合臺灣的方式來推動。」王英偉說。其實，他也擅長把握時間，陪著外賓時依然在挖寶，而他對專業的投入與深度，往往讓人刮目相看，因而結交了世界各地在安寧療護及公衛領域的專業友人。

三個月後，王英偉開始在花蓮、臺北倡議並推動「預立醫療自主計畫」。不到兩年時間，臺灣推廣出驚人的簽署成效（二〇一九年，全臺已有六十五萬人簽署預立安寧意願書並註記健保卡），那位專家轉而邀請王英偉前往新加坡分享，臺灣到底是怎麼做到的!?

「因為我們是從原來的文化基礎、從社區、大眾的觀念去影響他們。」王英偉說，當時他帶著醫學生及團隊，山巔海邊跑了好些部落，也與社區教會、活動中心、慈濟的環保站、福氣站合作推廣。再加上王英偉同時身為安寧照顧基金會的委員，也建議基金會投入影片的拍攝、製作及推廣，自然擴大了成效。

有一回，王英偉帶著團隊前往新城一處太魯閣族部落，他先播放宣導影片，影片中描述末期病人插管、抽痰等等苦不堪言情狀；也有安寧緩和照顧的情景。他再風趣的提醒大家，生命最後一程，當所有醫療已無效時，如果能趁早選擇希望的療護方式，就能減少不必要的痛苦，也能讓生命更有尊嚴。

當時王英偉問在場的長輩，「在部落是不是不能談『死』，會不會大家有忌諱，該怎麼談，比較好?……」一位太魯閣族的阿嬤聽了，立刻回應，「對，不行，你不能直接講『死』，要說，如果有一天我們『倒下來』了……」

於是，王英偉立刻改口：「如果有一天，我們『倒下來』了，會希望醫院用什麼方式來照顧我們……」

阿嬤又回：「那不一定喔，我倒下來，有可能還會再起來的啊……」，引得在場的中壯年、老人家哈哈大笑。

在輕鬆笑談間，他們也逐漸理解，提早選擇生命最後的醫療方式是非常重要的，包括先跟身邊家人講清楚，以免家人日後面臨無法抉擇的困境。而只要年滿二十歲，即可簽署安寧緩和醫療意願書，健保IC卡上也會註記，就能爲自己畫下理想的生命句點。

之後，王英偉再前往花蓮豐濱鄉的大港口部落，向阿美族的長輩宣導「預立醫療自主」。這回，他學乖了，他是這麼開場的：「如果有一天，我們『倒下來』……」

沒想到，阿美族長輩立刻糾正他，「唉呀，死就說死了，說什麼倒下來……」王英偉哈哈一笑，更體認到，不同族群面對生死有著截然不同的想法，必須尊重每個族群的文化。

此後，他依據不同文化觀來推廣，「這樣一推，發展的速度眞的很快。」這個「很快」裡，有著王英偉積極、善於傾聽、隨時改變方式來貼近民衆的用心與執行力。

王英偉也建議安寧照顧基金會拍攝影片，結合媒體來宣導。如果能定期在安養中心、血液透析室等公共場所播放ACP（預立醫療照護計畫）宣導影片，更能引發病人或家屬思考未來的醫療決策。他也倡導第一線的醫護人員，應主動或在病人、家屬提出ACP詢問時，提供相關的資訊，協助他們完成預立醫療自主計畫的心願。

二〇一三年八月，王英偉撰寫了《預立醫療自主計畫手冊》（安寧照顧基金會出版），內容淺白易懂，是引導民眾思考末期醫療規畫的重要工具，更獲得醫療專業人員及社會大眾一致好評。

同年，臺灣安寧照顧基金會耗時半年，完成了首部安寧療護紀錄片《送你一份愛的禮物》，推廣「預立醫療自主」。片中以腎臟病、失智症與銀髮族等三位病人及其家屬的眞實經歷，現身說法。其中，五十三歲的陳重誠與太太是一對洗腎夫妻，陳先生曾叱吒商場，卻因病陷入低潮，而喚起夫婦重新振作的支柱，是他們的獨生女。夫妻愛女心切，都不希望女兒承擔自己未來的人生變數，於是，積極規畫身後事，「預立醫療計畫」成了夫妻倆留給女兒最好的禮物。

影片最後一位主角，是五十二歲的王淑芳，未婚的她照顧重度失智症母親長達二十一年。她沒有怨言，卻捨不得母親被病痛折磨，唯一的遺憾，是沒能趕上在母親意志清醒前，詢問她對醫療的想法。這部紀錄片讓許多人看了感動落淚，更呈現爲生命末期的醫療志向預做準備的重要性。

紀錄片首播的記者會，安寧照顧基金會特別邀請曾歷經洗腎、換腎的職棒義大犀牛隊總教練徐生明來擔任宣導大使，徐生明更簽下《預立醫療自主》意願書，表達他堅定的立場。

徐生明在二〇〇四年面臨換腎之際，曾向妻子交代，如果有萬一，他不要氣切、不要裝葉克膜，並再三強調「一定要讓我有尊嚴地走」。然而，二〇一三年八月二十四日，他和妻子出門運動返家後，卻因「心因性心臟休克」而倒下。

他的妻子在接受《今週刊》採訪時提到，「我是凡人，要這樣放手，真的很痛，也非常捨不得。」但她忍痛依著徐生明的遺願，在丈夫耳邊輕聲地說：「我照你的話做了，這是你要的結果，我和醫師在旁邊討論，是不是要用葉克膜救你，但是變成植物人的你一定會恨我，所以我現在什麼都不幫你做，要幫你蓋布了……」

徐生明的驟逝讓妻子重新思考生命與死亡，並表達，她會繼續推廣《預立醫療自主》意願書，希望能讓更多人在意識清醒時就能預做決定，活得更有尊嚴與意義。

《病人自主權利法》上路

二〇一九年一月六日，《病人自主權利法》正式上路，這是亞洲第一部以病人爲主體的法律，讓「善終」成爲基本人權。不論健康或生病，人人都可以爲生命走向盡頭的那一刻，預作醫療決定。

已擔任國民健康署署長的王英偉說，「以前沒有這個法，病人的聲音不容易出來，在醫學上我們知道要救到底，可是每一位病人有他自己的價值觀與想法，是必須被尊重的。」

王英偉在臨床現場看過許多罹患慢性病的老人家，常因病情惡化感染肺炎而反覆住院，「我本來半年看他一次，後來幾乎每個月他都出現在我的診間，最後老人家被送到安養中心、醫院、急診、加護病房插管，插管後再回到安養中心，接著每一、兩個禮拜就進出醫院，不斷重複，最後，老人家苦苦哀求，夠了，我不要了，不想再這樣被折騰了。」

「只要病人活著，就絕對不能放棄舒適療護的照顧。」王英偉再次強調，畢竟多數人都希望人生走到盡頭時，是自然且被尊重的，而不是身上插滿管子、動彈不得。

他更以一句英文諺語「Yesterday is history, tomorrow is a mystery, but today is a GIFT. That's why it is called present!」說明，昨日已成歷史，明日遙不可測，但還能把握的今日，就是生命最好的禮物。因此，把握當下，活出自己的價值，時候到了就瀟灑揮別，透過《病人自主權利法》的實施，預立醫療自主，是送給自己人生最好的禮物。

4 分享，是進步的開始

周日早晨八點，王英偉已來到心蓮病房，儘管是假日，依然準時參與團隊晨會，會議結束後，他一一巡房、查看每位病人的狀況，也設法逗逗病人笑。

「今天好不好？有沒有哪裡不舒服？」王英偉的手輕搭在病人肩上，一邊問著：「我聽夜班的護理師說，你昨天晚上腸胃不舒服，一直噁心、想吐，現在還會嗎？」

病人回應：「現在好多了……」他專注聽著病人說話，仔細檢視傷口、親切回應。

查訪到第三床時，這位病人笑笑回應：「都很好，沒有不舒服。」

「那你在這裡做什麼呢？」王英偉俏皮一問。

「我在休養、在等死啊。」已然熟悉的病人笑答著。

「我也在等死，」王英偉說道，並指著身旁的住院醫師，「他也在等死，我們都在等死，等死不可怕，但是我們要『舒舒服服』地等……」

聽著親切的王醫師這麼一講，病人又笑開了。

從星期一到星期七，天天進病房

這樣的巡房情景，是王英偉自一九九六年成立心蓮病房以來，除了借調公職期間外的生活日常。儘管他早已是主任級的醫師，卻依然堅持「星期一到星期七」天天參加晨會、巡房，就連除夕、過年也不例外。若非人在外地開會，他從不缺席，這樣「全年無休」的生活，王英偉已走過二十餘年。

「王主任每天都來病房，甚至我升主治醫師後，他也是如此。他說，他家比較近，他可以來。」謝至鍠醫師卻更相信，那是出自一份對病人的關愛與責任感，「所以我們也都跟著他，每天都來病房。」

打從心蓮病房成立以來，王英偉便要求團隊，「就算是禮拜天，值班醫師也要跟護理人員『一起開晨會』，才能對病人更加了解、做最好的照顧，這是很重要的。」

他以身作則，一天都沒怠慢過。

問王英偉，那用什麼時間休息呢？他呵呵一笑：「我每天都是在休息啊，上人常說，我們是菩薩遊戲人間。實際上，我們看病人就是最好的學習。」

問他休息，他卻回答了「學習」。王英偉相信，每天看病人，不僅對病人有幫助，也會讓醫師功力大增，「因爲你的經驗就會非常豐富。」如此二十多年下來，他很自豪，心蓮病房醫師們的臨床經驗絕對是在水準以上，「重要的是，你願意去看，病人就是你的老師啊。你不看病人，怎麼會學到東西呢？」

不只白天，就連夜晚，病人病情起伏大、不好照顧時，王英偉也會來巡房，還特別交代護理師，「有任何狀況，妳就隨時Call我。」

即使是深夜，病人的病情往下掉，即將要走了，護理師只要打電話給王英偉，「他不是說，好，我知道了，就掛上電話繼續睡。他一定會趕來病房，見病人最後一面。王主任這樣對待病人，對我們影響也很大。」

生命的勇者

「病人是最好的老師」，對王英偉來說，這不只是臨床的醫病關係上；在心蓮還有一些「特別的病人」，即使飽受病痛折磨，卻一心想著證嚴法師所提倡的「化無用爲大用」，誓願捐贈大體或器官，他們所展現出來的儀德與風範，也爲醫護團隊上了人生最難得、也最重要的一堂課。

最讓王英偉動容的，是慈濟人李鶴振居士。

五十一歲的李居士，罹患胰臟癌後前往精舍拜見證嚴法師，從容地告訴師父自己即將住進心蓮病房，並發願捐贈大體，證嚴法師既心疼又感恩這位弟子，請志工與慈濟醫學院聯絡，讓醫學生來跟李居士對話，聽聽這位還活著的「大體老師」現身說法。

心蓮病房的交誼廳，從椅子到地板，坐滿了慈濟醫學系的學生。輪椅上的李鶴振對他們說，你們將來會成爲醫師，「師父說，醫師是大醫王、是良醫、是活佛。我要把我的身體交給你們，你們可以在我身上劃錯幾十刀、幾百刀，但將來千萬不能在病人身上劃錯一刀。」最後，李鶴振忍著淚，告訴學生：「當你在我身上劃下一刀，就是我心願圓滿的時候。」

誓願捐贈大體之外，李鶴振更將一百萬元的退休金捐給慈濟，他告訴自己的孩子，他深信這一百萬在慈濟能救更多人！

得知慈濟的大體捐贈，爲了尊重大體而採用乾式防腐，因而如果有傷口未癒合或曾做過重大手術者便無法捐贈大體，李鶴振忍著百般疼痛，不做任何侵入式的治療，只想把握人生最後的剩餘價值，讓醫學生做研究。

時任病房護理長的賴惠雲說，「胰臟癌到末期是很痛的，可是李師兄仍然那麼斯文、有禮地對待我們每一個人，他對疼痛的耐受度是那麼強、那麼有勇氣，甚至在最後，他不驚擾他的妻子，他對師姊（他的妻子）說，『妳好好睡覺，我沒事。』就在那個夜裡，他走了。」

一九九七年二月二十八日，李鶴振病逝，證嚴法師稱他爲「生命的勇者」。兩年後，他如願成爲「大體老師」，解剖他的，正是當年坐在心蓮病房聽他談話的那群大學生。解剖後才發現他的胰臟已嚴重變形，其他器官也是，那是要忍受多大的疼痛，超越苦，才能圓滿到最後一刻！

這樣的捨身大愛，也啓發了醫護人員的慈悲與反思，正如王英偉所說的：「病人是我們永遠的老師！」

安寧視訊會議，從臺灣到亞太

花蓮慈濟醫院心蓮病房創設的第二年，王英偉與團隊雖已前往日本、英國取經，領會安寧療護的精神與實際做法，但他仍有感於不同文化有著截然不同的生死觀、身體觀與信仰，必須盡快摸索並發展出屬於臺灣本土的安寧療護經驗，才能更全方位的照顧病人。

一九九七年，王英偉提議與其他醫院的安寧病房藉由「遠距視訊會議」定期交流，透過個案討論來分享、交換意見，以精進彼此對病人的照護能力，同時積累臺灣本土的安寧照護經驗與能量。最初，由花蓮慈濟醫院心蓮病房、臺大醫院緩和醫療病房及臺北榮民總醫院大德病房三家醫院組成每月一次的遠距視訊定期討論會。

很快的，隔年臺南成大醫院緣恩病房、臺北馬偕醫院淡水院區安寧病房、新店耕莘醫院聖若瑟之家、三軍總醫院寧境病房等陸續加入陣容。爾後，交由臺灣安寧照顧協會負責統籌，這個學習、分享的形式也擴展到全臺灣，延續至今已二十三年，有超過六十個團隊加入這個每月舉辦兩次的「全國安寧視訊會議」。

針對醫護人員，王英偉也與安寧同行夥伴推動每月一次更爲深入的醫療專題討論，「希望年輕人可以透過我們的經驗分享，也唸點書，能做更好的照顧。」

這對許多投入安寧的新手醫護而言，無疑提供了寶貴的經驗與傳承，也讓全臺各地的安寧團隊在日積月累的支持與互信中，凝聚共識，共同推動並執行許多重要的安寧政策。

七年多前，王英偉前往香港演講時，提到「安寧視訊會議」爲臺灣帶來的成長與進步，長年投注中國寧養醫療服務計畫的李嘉誠基金會成員，聞訊後也開始推動中國寧養院的視訊會議，並邀請王英偉上線交流指導。「只要時間許可，我會盡量參加，給他們一些建議。」王英偉說。

透過視訊網路，王英偉與上海、深圳、新疆、哈爾濱、長春、南昌，甚至蒙古、西藏、青海等三十多個地區的寧養院交流。視訊會議中，中國的醫師請教王英偉，「關於這個個案的疼痛，我們先請慈濟醫院的王醫師給我們來個點評，好嗎？」

「以前我們強調疼痛，一直是從藥物層面去處理，實際上我們可以從一個病人接受程度這部分來看……」王英偉總是知無不言，大方分享。在中國醫師的邀請下，王英偉也曾帶著心蓮團隊前往報告、分享臺灣經驗。

安寧視訊的學習交流不僅在臺灣、大陸，時任亞太安寧緩和網絡（APHN）理事的王英偉，提議並規畫亞太安寧網絡「線上交流教育計畫」（APHN Dialog 計畫），邀請亞太區域各安寧專家依其所長，提供一小時專題演講，第一屆便邀請了澳洲、日本等專家參與，藉由多國專業者的投入，促成亞太地區的分享、研討與進步。

分享，是進步的開始

在臺灣，心蓮病房是第一個引進淋巴水腫按摩治療、芳香療法、中西醫整合治療的安寧病房，因此總是吸引各方人馬前來參訪。參訪病房難免會占用或打斷王英偉與團隊原本已十分緊縮的時間，然而，因爲經歷過「凡事起頭難」的開創歷程，王英偉更懂得「分享」的重要。

只要有團隊想來參訪，他總是盡量安排；來參訪者想要各種資料，只要不涉及病人隱私，舉凡衛教單、各種照護技巧，心蓮病房全都無償提供。唯一的要求是，如果發現資料有誤，請回頭告訴心蓮病房；有更好的，也請分享給心蓮團隊。每每邀請到難得的國外專家前來心蓮病房指導時，王英偉總是大方開放給全臺的安寧團隊前來學習，從不藏私。

他更在二〇〇〇年撰述《安寧療護臨床工作指引》一書，整理出臨終病人的各種症狀、用藥、身心靈的療護原則等，安寧照顧基金會執行長林怡吟曾在受訪時提到，這本書是安寧臨床人員人手一本的教科書。

謝至鏜醫師說，「王主任不管他熟或不熟、喜歡或不喜歡，只要人家跟他要資料、要東西，他一定都給、很大方地給。」他從不因為是自己辛苦摸索出來的祕笈，而想藏私或獨留為心蓮病房的特色。

心蓮醫護形容他從不藏私，他笑說，「我藏啊，不會的都藏起來了。」不論是在心蓮團隊內部或是全臺的安寧視訊會議上，王英偉時常提醒「要分享，大家才能一起進步！」他認為，只有不藏私，病人才會得到更好的照顧，這不正是醫者的初衷嗎！

「分享，是進步的開始。你只要進步，就不怕別人拿走，這也是督促我們，要教、要與別人分享，就要讓自己更加充實，我覺得這個是心蓮病房很重要的特色。」他如此說道。

在王英偉不斷援引最新觀念與資源、不斷分享下，花蓮慈濟醫院心蓮病房猶如臺灣東部的小恆星，總是綻放著光亮，吸引海內外專業人士前來參訪。至今已有五十多個國家地區，包括日本、英國、澳洲、新加坡、香港、美國、夏威夷……等地的安寧療護組織，近五千位專家、學者前來交流。

其中，香港大學的周燕雯教授，是在亞太地區教授「悲傷關懷」的知名學者，十多年前也曾受邀到心蓮病房開設悲傷關懷工作坊。二〇一六年，她隨香港醫院管理局來到臺灣，下飛機後直赴花蓮慈濟醫院心蓮病房，在此待了三天，前往參訪心蓮團隊在病房、居家及長照機構所執行的安寧療護。離開時，周教授對王英偉說：「我們看了那麼多英國、澳洲談安寧療護的書，卻在心蓮病房的照護中看到書上這些理論的實踐，花蓮的心蓮已經做到了！」

這番真切回饋給了王英偉及心蓮團隊莫大鼓舞，王英偉說：「安寧療護沒有辦法靠個人單打獨鬥，一定是要團隊合作，我們確實很用心，不管在臺灣或是國際，都踏出了很大的一步。但是，我一直覺得沒有『最好』，只有『更好』，所以還是要不斷努力、不斷學習。」

臺灣安寧，躍升全球第六，亞洲之冠

二〇一五年，英國《經濟學人》智庫公布每五年一次的全球臨終病人死亡品質（Quality of Death）調查評比，臺灣在八十個評比國家中躍升爲全球第六名，甚至超越日本、新加坡，高居「亞洲之冠」。

曾被《經濟學人》二〇一〇、二〇一五年兩次調查訪問的王英偉認爲，這個成績應歸功於二〇〇〇年就通過立法施行的《安寧緩和醫療條例》；而全民健保也提高了重症病人死前一年的安寧涵蓋率；此外，各地安寧療護團隊的整體努力，讓臺灣從政策面、藥物提供、教育訓練及民衆參與的部分都有十足的進步。

欣慰的是，在此次《經濟學人》的調查報告中，特別提到花蓮慈濟醫院的「遠距雲端醫療服務」爲居家安寧病人所帶來福祉與進步。然而，整體而言，王英偉認爲，在實務與政策上，「病人個別的療護品質」還有改善的空間。

例如，在醫護人力及教育評比項目上，臺灣在八十個國家中排名僅爲第二十四名。

二〇一六年，王英偉借調成爲國民健康署署長，除了透過政策面、實務面加強病人個別照護品質外，也將輔導、訪查各醫院，將提升安寧品質列爲重點。此外，他更致力推動「安寧緩和照護第三波運動」——打造高齡友善的慈悲關懷城市。臺灣的安寧已從癌症邁入非癌，也通過《病人自主權利法》，接下來是邁向老人及社區的整體關懷。

永不止息的熱情

Coming together is a beginning（有緣在一起是一個開始），
Staying together is a progress（留下來是一個進展），
Working together is a success（工作在一起便是成功），
Laughing together makes it worthwhile（一齊的歡笑把所有都變得值得）

這是著名的社區工作者勞倫斯・格林（Lawerance Green）在他的書中第一頁寫給讀者的一段話，我在一次的安寧的演講中引用與大家共勉，會後趙可式老師建議加了一句：「Laughing and crying together makes it worthwhile.（歡笑與哭泣在一起使一切都值得）」這樣更貼切安寧工作團隊的精神。在病房中醫護團隊甘苦與共，有時感覺像蓮花，但有時又會覺得像蓮子的心一樣的苦，這也是心蓮病房最美的地方。

——王英偉

二〇一九年初夏，周日傍晚六點，太陽即將西下，心蓮病房的謝醫師、護理長、副護理長、專師乃至護理部副主任，卻一個個穿著便服來到病房，這天是他們的休假日，他們趁著王英偉人在花蓮，專程來跟他開會。明明占用了休假時間，但他們一看到王英偉卻顯得很開懷，熱絡討論著即將進行改裝的心蓮病房及其未來發展。

休假來開會，怎麼還如此開心投入？「因爲他（王英偉）是個有願景的人，我們很想聽聽他的想法。」護理部副主任王淑貞說。

「他總是帶來很新穎的觀念，能跟王主任討論，是很期待、很有幫助的。」張智容說。還有人說，這是難得的充電時刻。這場約莫三十分鐘的熱絡討論，伴隨著歡笑不斷，也有實際操作的方向與結論，如此凝聚的團隊氣氛，眞是百聞不如一見！

在心蓮病房走過二十四年歲月的王英偉，最珍惜的就是團隊裡的每位夥伴。昔日資深護理師陳秀如感性地說，「雖然在心蓮病房只有短短的兩、三年，但卻是我生命中最豐厚的一段時間！」

賴惠雲則說：「很多科我都走過了，但在心蓮這一段，是我最懷念的。我不是懷念在心蓮每天技術性操作的事，而是，只要是病人需要的時刻，『我們』會立刻啓動，大家內心會知道要完成一個很重要的任務。」她也帶著在心蓮薰陶下的安寧種子，在不同病房照顧需要的病人。

雖然這些年來，心蓮團隊有不少醫護人員離開，有的是受訓結束，有的是因工作需要而轉換單位，有的是家庭因素，更有的，是自己成了心蓮的病人。

「但對我而言，心蓮的一家人從來沒有離開。」王英偉說，多年來的安寧照顧經驗讓他知道，「天長地久終會盡，但是情感的交流會隨著凝聚的力量越來越強，我很珍惜這一群可愛的工作夥伴，期待我們能把握現在，在安寧療護中共同成長！」

王英偉像個點燈的人，那股永不熄滅的熱情，不僅一一點亮了心蓮夥伴們的心燈，更與其他同路人在臺灣串起愛的連線。在臺灣各個角落，這群志同道合的安寧守護者，始終以一顆溫熱的心，守護每位「獨一無二」的病人與家屬，不論世界評比如何，他們的存在都是臺灣的驕傲！

一張卡片，累積十六年的感謝

心蓮病房的醫護人員您們好：

十六年前，我的媽媽於心蓮病房中往生。人生最後的那段時光，她走得自在又安詳。在花蓮的那段日子，她擁有許多快樂，我們全家也在花蓮擁有許多珍貴的回憶。在人生盡頭，能這樣安然恬宜地度過，是媽媽與全家人的福氣。而這都要感謝心蓮的夥伴們那溫暖又務實的陪伴。

我還記得周末來探望媽媽時，社工姊姊帶著我們畫畫、聊天；全家出遊時，志工與護士阿姨也一路相隨，玩樂互動就像一家人一樣；當媽媽正式離開時，醫師叔叔們的關心與溫和又沉穩的語氣，是飄盪的心能穩定下來的基石。面對死亡的孩子，內心是敏感的。感謝心蓮病房哥哥、姊姊、叔叔、阿姨們當時誠摯又細心的關懷與照料，一點一滴都成為我成長的養分。

十六年過去了，相信有許多故事在這裡發生，而一絲一縷都有您們的守護。

謝謝您們無私的付出，關照著每個靈魂，也讓當時一個十一歲的小女孩得以自信、正向地長大。醫護工作很辛苦，謝謝您們，也請多多照顧自己。

敬祝　恬靜安怡。

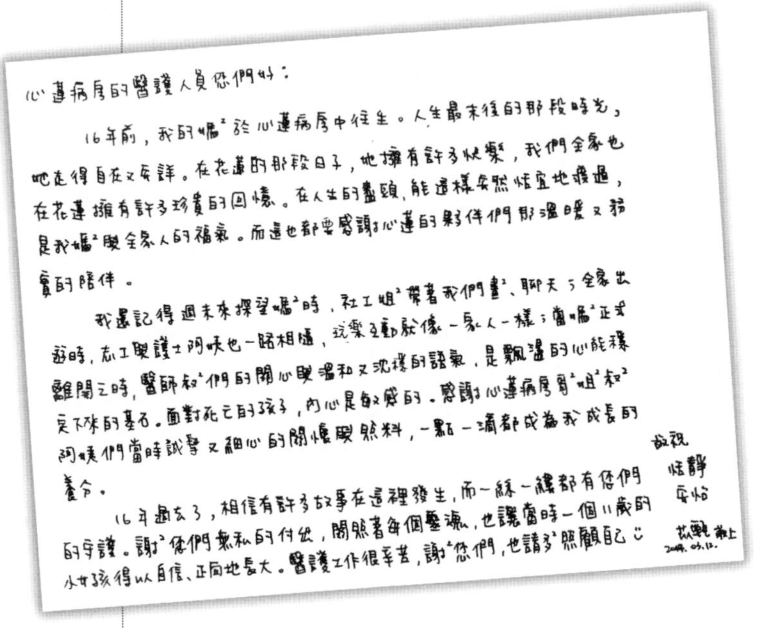

心蓮病房的醫護人員您們好：

16年前，我的媽媽於心蓮病房中往生。人生最後的那段時光，她走得自在又安詳。在花蓮的那段日子，她擁有許多快樂，我們全家也在花蓮擁有許多珍貴的回憶。在人生的盡頭，能這樣安然恬宜地渡過，是我媽媽與全家人的福氣。而這也都要感謝心蓮的夥伴們那溫暖又貼實的陪伴。

我還記得週末來探望媽媽時，社工姐姐帶著我們畫畫、聊天；全家出遊時，志工與護士阿姨也一路相隨，玩樂互動就像一家人一樣；當媽媽正式離開之時，醫師叔叔們的關心與溫和又沉穩的語氣，是飄盪的心能穩定下來的基石。面對死亡的孩子，內心是敏感的。感謝心蓮病房哥哥姐姐叔叔阿姨們當時誠摯又細心的關懷與照料，一點一滴都成為我成長的養分。

16年過去了，相信有許多故事在這裡發生，而一絲一縷都有您們的守護。謝謝您們無私的付出，關照著每個靈魂，也讓當時一個11歲的小女孩得以自信、正向地長大。醫護工作很辛苦，謝謝您們，也請多多照顧自己☺

敬祝
恬靜
安怡

苡甄 敬上
2019.03.12.

苡甄　敬上

Part. 6

醫學人文教育

我鄭重地保證自己要奉獻一切為人類服務；病人的健康應為我首要的顧念；我要尊重病人的自主權和尊嚴；我要保有對人類生命最高的敬畏；我將不容許有任何年齡、疾病、殘疾、信仰、國族、性別、國籍、政見、種族、地位或性向的考慮介於我的職責和病人間。我鄭重地，自主地並且以我的人格宣誓以上的約定。

——日內瓦宣言〈醫師誓詞〉

1 跨團隊的魔幻力量

周六上午，慈濟大學大愛樓十三樓的國際會議廳裡，熱鬧非凡。從入口大廳、舞台、走道到後台，都圍坐著一圈又一圈的學生，他們熱絡討論所散發出的活力，像極了日本藝術家草間彌生的多彩圓點，灑亮了整個空間，廳堂瞬間成了孵夢的南瓜。

每組小圓圈大約八到十人，這裡有十八組小圈圈，正熱烈討論著一位「中風病人的症狀及需求（全貌式的理解）」以及擬定其「出院後的照護計畫」，兩張全開大海報及色筆，讓學生可以一邊討論，一邊畫下人形圖、寫下症狀及照護摘要。他們分別來自慈濟大學醫學系、護理系、物理治療系、社工系的學生，這正是他們期待已久的一年一度「跨團隊合作訓練」（Inter-professional education, IPE）工作坊。

這個工作坊由王英偉設計籌辦，也是他所帶領的「慈濟人文醫學科」最受歡迎的課程之一。他號召了六位分別來自醫學系、護理系、物理治療系、社工系的老師，一起跑組，指導學生。

預做準備，展現專業

早在工作坊舉辦前，這四個系的正規課程已針對此次的模擬討論方向，預做「準備度訓練」。王英偉認爲，「在跨團隊中必須要表現出自己的專業，事前準備是讓學生具備各自該有的專業知識，醫師、護理、物理治療、社工都不一樣，要讓他們充滿信心，知道在自己的專業上該怎麼處理，才能啓動討論。」

到了工作坊當天則以「團隊導向學習」（Team based learning, TBL）方式來進行。第一階段是由四個科系的老師各自帶開，在不同教室針對即將討論的「中風臨床個案」爲該系學生做專業提醒及討論。有趣的是，除了模擬個案的基本資料外，每個科系所獲得的個案「細項資料」都不一樣，是依該科專業來提供的。

第二階段則把科系打散、分組，進行「跨科系的團隊學習」，這是工作坊的重頭戲；最後則以各組成果發表、學生互評競賽、頒獎來結尾。在現場，說最多話的是學生，評分的也是學生；學生無疑是這場活動的主角，過程緊湊、討論熱烈，現場的六位老師則比較像是學生們的顧問及觀察、回饋者。

「小組討論時，他們碰撞到其他科系，會發現『我好像不夠喔』，因爲我們討論的是一個人，而不是一個病症。如果只看病，可能念書、學習處理就夠了，可是當你看到的是『人』，你會發現，社工師、物理治療師、護理師、醫師，每個角色看到的都是不同面向。」王英偉說，唯有把大家看到的結合起來，透過溝通、尊重、合作，才有機會做好「全人照護」，這正是他舉辦跨團隊學習的初衷。

在激盪中學習

護理系的學生，在課後評量回饋中提到，原本質疑這樣的工作坊能帶來什麼改變，但實際參與後，卻發現「透過彼此討論，激盪出原本意想不到的措施。和平常課堂的ＴＢＬ最大的不同在於，我們是從醫學、護理、物治等各個層面去討論能爲病人做什麼，不單單只侷限在護理的範疇。」[1]

也有護理系學生表示，起初，得知要和醫學系學生一起討論個案，倍感壓力，但實際討論後，發現「原來我們的專業也有些是醫學系所生疏、不了解的」，自己所提出的想法能讓照顧更完善，因而在過程中產生自信、肯定自己的專業。

部分的醫學系學生則體認到，原來治療病人不是只靠一位醫師就夠了，當他們在討論照護或復健問題時，發現自己是插不上嘴的，像是如何幫病人擺位、後續復健、經濟補助等，從而體認到每個人的專業都是重要的。

跨團隊分組討論結束後，每組將兩張全開討論報告貼在牆上，整個會議廳瞬間貼滿了海報，讓各組學生觀看、討論、互相評分。每組學生手上都有兩張王牌便利貼，可以貼給心中的最佳報告組。有些學生看到其他組的報告後，才發現自己所忽略的，「雖然有點失望，但藉由這個機會，知道自己的不足然後改進，也是另一種收穫。」

這門工作坊也將學生的報告、發表同步錄影並上傳雲端，幫助學生日後可以再回頭複習並反思。

---

1 引用自慈濟大學護理學系提供「跨團隊工作坊—課後回饋表」。

轉為常態性課程

王英偉看著學生們如此熱切地討論其他組的報告，心裡很安慰。其實已借調爲國民健康署署長的他，工作非常忙碌，舉辦工作坊的這天（二〇一九年三月三十日），雖是周六，他凌晨才從曼谷搭機返抵臺灣，床都沒睡暖，清晨五點半又趕著出門，從臺北搭車到花蓮。當他看到學生的用心，一身疲憊已煙消雲散，轉爲臉上一抹輕輕的微笑。

他所舉辦的跨團隊工作坊，從二〇一四年三月開辦至今，已經六年了。一開始有科技部計畫支援，計畫停止後，因爲成效佳、學生正向回饋多，王英偉將其轉成常態性課程，在每年青年節期間舉辦。他觀察到，近十年來的國際醫學人文論述都不斷強調「跨團隊合作」，唯有相互合作、尊重彼此專業，才能在病人的安全及照顧品質上更爲提升。

他很感謝慈濟大學四個科系的老師大力支持，讓課程延續至今。今年（二〇二〇年）遇到新型冠狀肺炎疫情，無法同時聚集一百六十多位學生前來參與，轉而分成三梯次的線上視訊課程、分組討論，也是一次特別的經驗。

值得一提的是，工作坊中所使用的「團隊導向學習法」，用意在促成學生自主學習及團隊合作。這套方法，王英偉從二〇一〇年率先引進臺灣推動，早年常受邀到各醫院、醫學院及大學分享教學，現在已是很多醫學院的常規教學模式。

2 醫師眞正的價值

醫學生在成爲醫師之前，要經歷兩階段的國家考試，然而國考從來不考「醫學人文」。爲了拚國考，醫學生往往把「醫學人文」視爲營養學分，王英偉卻認爲，醫師的本質是「服務」，是「照顧」，如果沒有一份對人的關懷與理解，很難成爲一位良醫，而「醫學人文」所傳遞的，正是這樣的價值。

前成大醫學院院長黃崑巖教授（一九三三—二〇一二）是臺灣醫學教育改革的先驅，他曾提出「先學做人，再學做醫」，強調的是醫者最該具備的是人性關懷，再來才是醫術。特別是在醫病關係逐漸惡化、醫療糾紛層出不窮的今日，王英偉更希望能把「醫師眞正的價值」傳遞給這些未來醫師。

二〇〇七年，王英偉接掌慈濟大學人文醫學科主任，他首先做的變革是把原本只安排在大一、大二的醫學人文課程，改成貫穿一到六年級的課程。讓大五、大六的醫學生在進入臨床實習後，能更具體地以實例來討論醫病關係。同時配合「各年級」所學的專業，設計人文課程，形成橫向連結；再輔以非正式及隱藏式課程，增加整體學程的靈活度。

「學生需要什麼？我們希望學生學到什麼？」這是王英偉最常跟人文醫學科老師們提問、也自我提醒的一句話。

他也打破成規，沒有一個主題非得上三十六小時來形成二學分，改以學生的接納度與成效，來考量學習時數。教學現場，更從校園延伸到社區，王英偉帶學生走進原鄉部落、客家社區、參與國際義診、與非營利組織對話、結合3C科技開創「線上課程」等，這些活潑的設計，活化了原本被視爲營養學分的人文課程。

慈濟大學人文醫學科專任老師郭莉娟說，「王主任非常有創意，他在學習新的醫學教育及理論方面，步伐是很快的。他與賴其萬教授在推動臺灣醫學人文教育的歷程中，也是核心人物。」

同樣教授醫學人文的謝至鍠醫師則說，這十多年來，王英偉引進許多國外最新的教學方法，包括：團隊導向學習、翻轉教室、反思訓練、醫病溝通的劇場演練，結合3C

科技擴大學習成效等。而他在醫學人文課程的整體設計，主要涵蓋四個主軸，包括：

一、以病人爲中心來探究病人的生病經驗（Illness history）：讓學生採訪病人及家屬，以敘事方式書寫病人的故事、同理病人。

二、全學程的溝通訓練：從一、二年級寫日記，練習人與內在的溝通；到三、四年級的人際溝通；五、六年級的與病人溝通，並運用標準化病人，讓醫學生演練醫病互動，包括具有跨文化議題的病人、憤怒病人以及重大病情告知的演練。

三、臨床倫理討論：透過視訊教學，讓在臺灣各地實習的大五、大六學生，以他們所照顧的病人提出個案討論，以線上ＴＢＬ模式、反思訓練進行分組討論，最後再回到大組討論。

四、典範學習：讓學生觀察、書寫臨床上遇到值得學習的醫療人員（各職類）典範，以及醫院裡其他較不爲人注意的工作人員，如超商店長等，在爲課程所創的臉書社團中分享，被讚揚的典範也會同時收到來自課程老師的感謝信及學生回饋，增強彼此正向能量。

深度反思

在所有的醫療人文課程中，王英偉都強調「反思」的重要，他認爲，反思是學習經驗的串連與擴散。

「我們常說『失敗是成功之母』，可是醫師的失敗有可能是一條生命，所以最好不要失敗，或是小小的失敗，但這個經驗可以給你很大的啓示。」王英偉認爲，透過深度反思，能爲醫學生帶來「經驗的擴散」，降低失誤，也能創造更積極的自主學習，讓經驗一加一等於三，甚至等於四、等於五。

王英偉讓學生從每一次的學習、活動中，去思考這件事情對他的影響，透過自我提問、內省、連結過去經驗，同時探索新資料、批判，以找出未來行動的最佳策略。「如果未來碰到同樣狀況，有沒有別的方式？可以怎麼讓它做得更好？」他認爲深度反思是很好的終身學習。

吃力不討好的任務

即使如此費心設計課程，有時也難敵大環境的影響。偶爾會有學生為了準備考試，在人文課程上讀起下堂課應考內容或準備國考。也曾經有學生反應，我們為了國考都已經這麼疲憊了，為什麼老師還要給我們這些「特別的作業」。

人文科的郭莉娟老師記得，曾有某屆學生對課程提出直接的負評，「在開會時，王主任說，學生有這些……反應，但下一秒，他馬上說，『那我們該怎麼調整，我們可以怎麼改變』，他那個速度是非常快的，這是我滿訝異的，可能我們還處於受傷的情緒時，他卻已經在想學生講的可能有道理，那下一步該怎麼改變，可以怎麼做。」

問起王英偉的好脾性，難道對於無理或有理的批評，都不會生氣、計較嗎？他快人快語：「就是因為我很計較，才不能把時間浪費在生氣上。」

他提起三十多年前，他的學長簡守信醫師（現為臺中慈濟醫院院長）曾告訴他：「要改變環境，不如改變你自己。」這句話對他影響很大。王英偉認為，「有些時候，與其改變環境，倒不如調整自己的方向，改變自己，很重要。」

他曾看過一則小故事：一位很有名的執行長，每次經過賣報紙的報攤，都會向賣報人買報並謝謝他。但那位賣報的人理都不理。旁人看了，對他說，那個人對你態度那麼差，你爲什麼還要謝謝他。執行長說，我的行爲爲什麼要受到他的影響呢？

王英偉說，「對我來說，也是如此，我的修養爲什麼要受到別人態度的影響呢，只要你對自己所做的事情有信心，如果沒有達到預期，可以隨時調整；而如果不被支持，也沒關係，還可以做別的啊。」這就是他待人處事的豁達。

如今，人文醫學科的課程雖然受到學生及醫學評鑑的認同，但也充滿挑戰。郭莉娟說，王英偉對醫學教育充滿熱情與好奇，時常提供最新教學理念與建議。「他也像我的老師，有時我問他一個問題，隔天一早就發現他傳來相關的Paper（論文報告），一看他傳來的時間，天啊，經常是清晨四、五點，他這麼早就在工作了！」

王英偉帶起的動能，讓人文醫學科從未停止「從學生的角度」去思考，人文教育還可以做那些改變？新的教案也仍持續推出。「我們在教學方法、教學活動上的改變，是一直持續著。」郭莉娟說。

3

從校園到社區

正規課程之外，王英偉擅長設計非正式的營隊、工作坊，帶學生走進社區。大學時期即前往部落服務學習的王英偉，更能理解醫學生不能只在校園內「溫室栽培」，更要推向現場，現場不只是醫療現場，還有未來病人的生活現場。

他曾帶著醫學生去鯉魚潭邊的玉山神學院住了一個禮拜，每天早上學生們去附近的原住民部落做家庭訪問；到了下午，邀請當地的原住民耆老、文化工作者幫學生上課；晚上則安排分享、討論，藉此讓學生了解原鄉的人文樣貌及健康議題。他創造充分的環境與條件，讓學生去「經驗」，並藉此培養觀察、溝通與同理的能力。

王英偉認爲，走進社區家訪，更能觀察、感受到在地文化與生活環境如何影響個人健康。更重要的是，他似乎也創造了看不見的情感連結，當學生有了一份人與人、人與在地社區的眞實互動後，日後成爲醫者，或許更能同理、關照不同族群病人的想法，而不會掉入菁英思維，輕易地批判病人。

走進花蓮最老的社區

不只走進原鄉，王英偉還帶著學生前往花蓮最老、也是全臺六大長壽村之一的花蓮鳳林鎮，以工作坊的形式辦起「社區長者．活躍老化」課程。

早在二〇一二年，王英偉便結合慈濟基金會、慈濟志工、在地衛生所協助鳳林鎮推動「高齡友善城市」，透過整合社區資源、招募長者友善商店，讓當地的7-11統一超商、169五金百貨行及許多在地老店熱情參與，請他們提供長者座椅、廁所、飲水等服務。有的店家連貨品分類標示的字體也變大了、看得更清楚；甚至還有店家幫行動不便的老人家送貨到家，讓原本就充滿人情味的小鎮，更加凝聚，在地長輩也頻頻稱讚！

二〇一四年，王英偉帶著學生走進這個當時老年人口占比22％，已是「超高齡社會」的鳳林鎮，看看這個以客家人為主的長壽鎮是如何「活躍老化」。王英偉同時邀請了臺灣老年照護領域首屈一指的專家，包括：長期照護專家吳肖琪教授、臺灣失智症協會湯麗玉祕書長、長年以影像關注長者健康的周傳久老師，邀他們前來花蓮鳳林，爲學生上課。

擅長連結資源、發揮一加一大於二的王英偉，也與志同道合的長期夥伴——鳳林衛生所合作，邀請在地鄉親來聽專家演講；邀在地耆老受訪，讓學生分組訪談並寫下長輩們的人生故事。

三天的工作坊中，同時安排鳳林在地三個重要的NGO（非營利）組織的理事長、教會牧師、慈濟志工等，來談客家及原住民長者的照顧需求；也邀請鳳林衛生所主任、護理長談在地公衛及社區醫護所扮演的角色等。

工作坊前期，讓學生學習敘事訪談、與長者溝通的方法；還安排「老人體驗」，讓學生穿戴起「模擬八十歲老人」所設計的「老化體驗服裝」。學生穿起裝上沙袋的背心，手腕、膝蓋、腳踝都套上沉重布包，戴上特殊手套、眼鏡、耳塞後，學生不得不彎腰駝背、走路緩慢、眼睛老花、聽力變差，光是拿、數銅板，就要好幾次才會拿對，也讓他們深刻體會到老人家在身體、感官上的各種不便。

這個工作坊，不僅深獲學生喜愛，最讓課程助理王蕙芩驚訝與難忘的是，王英偉親自邀來的每一場外賓（專家）演講，除了學生之外，「在地鄉親也來了！」場場爆滿、座無虛席且討論熱烈！

有位看起來已是阿嬤級的在地婦人，在「失智長者的社區照顧」演講之後，舉手發言。她說，鳳林雖然是老人化社會，但面對這樣的狀況，她相信他們是可以互相幫助、陪伴的，「比較健康的老人可以幫助輕度失智的老人，輕度失智的則可以幫助中度或重度的老人。」阿嬤的回饋，讓在場許多人亮了眼睛、暖了心、拚命鼓掌。

4 海外學習服務

王英偉曾說，我們都希望教出來的學生日後能有醫德，能以病人的利益爲最優先的考量。但這些「醫療倫理」說起來很抽象，教起來更抽象，該怎麼教，往往需要更多巧思，有時透過親臨貧病現場服務學習，「看到苦，才會有改變的契機。」

二〇〇七年與二〇〇八年，王英偉利用暑假，展開了「醫療人文」的創新嘗試。他帶了兩梯次不同學生，跟隨國際慈濟人醫會，前往印尼及菲律賓的貧困社區，也是慈濟長期耕耘的地方，展開服務學習體驗。

印尼海外學習志工團

二〇〇二年，豪雨重創印尼雅加達，紅溪河水患讓數千人無家可歸，印尼慈濟志工在證嚴法師殷切期勉下，以抽水、清掃、消毒、義診、建屋「五管齊下」方式，與當地政府共同展開災後重建。慈濟除了建設大愛一村、二村，幫助一千七百戶災民離開河岸，遷入永久屋居住，也在村內興建學校、醫院、設立資源回收站、整治紅溪河，同時尊重該地原本信仰的伊斯蘭教、改善居民生活，是世界罕見的災民遷村成功案例，日後也成為國際觀摩、學習救災行動與遷村計畫的典範之一。

遷入大愛村的居民，許多是原本在紅溪河河岸漂流大半生的貧民，一輩子沒有住過「要拿鑰匙開門」的房子，有人拿到鑰匙，一走進門就哭了，非常激動。二〇〇七年，當王英偉與慈濟志工帶著十二位學生分頭採訪大愛村的住民時，村民依然不斷表達對慈濟的感謝，「有乾淨的水，孩子也有學校可以念書」，這都是過去他們不曾想也不敢想的情景，卻成為如今踏實的日常。

王英偉細緻規畫課程，讓學生一天訪大愛村的居民；另一天由在地慈濟志工帶隊，實際走往紅溪河的違章建築區，看看在地生活。

「我眞的非常驚訝，怎麼會有這樣的生活環境，與大愛村是截然不同的兩個世界。」參與此行的學生蘇泓源與陳瑱玲不約而同地說，那片貧窮而髒亂的河岸住居，至今仍讓他們難忘。

當年的醫學生蘇泓源，如今已是主治醫師。他猶記得，紅溪河畔的違章建築非常簡陋狹小、髒亂，木板、鐵皮釘一釘就是一個家。「是一進去就想趕快出來的環境。」蘇泓源說，他們在河上洗碗、洗衣、洗澡；也在河上如廁，生活離不開這條又黑又髒的河，然而在地的孩子跳進河裡抓到魚時，卻也開心歡喜。在此生活的幾乎都是印尼底層的貧民，家訪之外，學生們也帶著在地孩子玩起了團康益智遊戲。

除了義診、訪貧行程外，王英偉還安排了學生與印尼大學公共衛生學院的教授，以及在地衛生所的醫護，座談交流，讓學生更清楚第三世界的公衛系統如何運作。

每天晚上用餐後，則繼續上課、分享、討論。一天十二小時的行程，參與的學生說：「眞的很累，但每天都很有收穫！」讓蘇泓源印象深刻的，還有他們跟著志工、老師、醫師，一起搬運了五千包大米。

那天，他們來到日惹大地震後，慈濟協助重建的印尼日惹慈濟綜合學校，協助大米發放，這也是他們首次參與慈濟賑災活動。印尼慈濟資深志工在發大米前，提醒同學，發米時，要彎腰鞠躬並且用印尼文對他們說感恩。

「其實，我剛聽到時是很疑惑的，明明是我們拿東西給他們，爲什麼要對他們說『感恩』。後來我眞正在發米時，才感受到，對方是那麼眞誠的感激與歡喜，我也被那樣的情緒打動，感受到付出的快樂，那時候才知道，說感恩是什麼意思。」

蘇泓源也體認到，住在臺灣很幸福，但生活久了，卻很容易把一切視爲理所當然，但其實不是的，去一趟印尼讓他更懂得惜福。

他說自己原本是很叛逆的學生，起初也曾對慈濟團隊的許多規定，比方穿制服、團隊行走時要排隊、頭髮儀容等規範等感到不耐，但當時王英偉老師告訴他，「也許有些規定是你不開心的，但這些其實都不重要。重要的是，你要知道哪些事是該做的事，去做就對了。就像去發大米、去做關懷，這些都是你自願參與的，如果這是你眞心想做，你覺得是好事，就去做，那麼這就是慈濟帶給你的價值。」老師鼓勵他去看內在的核心價值，而不只是在外在規範上打轉。

此行，也讓蘇泓源及其他學生看見慈濟在慈善救助的落實、在地慈濟志工的無私付出，都讓他們深受感動。蘇泓源說，自己回到臺灣後對人、對事變得更加謙卑，也會去想，還能付出什麼。王英偉則觀察到，這些學生變得更加扶持慈濟，上課也更投入。

印尼行回來後，王英偉告訴同學們，不能這樣玩玩就算了，於是開了一門課：「全球公共衛生環境與實務」，鼓勵大家繼續上課、討論。沒想到，前往印尼的十二位學生全都自願選修了這門課。

「老師（王英偉）還送了我們每人一本《窮人的銀行家：尤努斯打造無貧世界》，每周三還是周四晚上六點半，我們去心蓮病房的討論室上課，老師請大家吃便當，因爲是小團體課程，更活潑、有趣，討論也更深入，那堂課算是我念醫學系七年以來，印象最深的一堂課吧，沒有課是這樣教的，最大收穫是開拓了我的視野。」

如今已在高雄義大醫院擔任主治醫師，同時也在義守大學擔任兼任講師的蘇泓源，更能體會王英偉的投入與付出：「王英偉老師是Role Model，是我們的典範，如果當醫師，就該像他一樣；如果當老師，就該像他這樣。」

蘇泓源偶爾還是會回頭翻閱當年印尼行的紀錄影片，「就像要重新找回醫者初心，提醒自己不要忘了初衷。」他說。

從課堂走向世界

印尼行的另一位學生陳瑱玲，在慈濟大學就讀公衛系時修了王英偉的課，找他擔任專題指導老師。

陳瑱玲說，她上了那麼多課，但王英偉是當時（二〇〇六年）極少數會結合３Ｃ科技設備來授課的老師。比方，王英偉上課時會發給每位同學一個遙控器，上課時他會提問，讓大家直接按下遙控器來作答，現場立刻投影投票結果，得知全班有多少人投選項一、選項二、或選項三，進一步針對不同想法來思辨。

這樣的上課方式讓互動性提高，學生也更投入。「老師教我們很多健康促進的實際案例，這些案例又結合哪些理論基礎，老師的知識非常豐富又不會跟社會脫節。」

而真正讓陳瑱玲打開視野的是，王英偉總是鼓勵同學們去參加全國性競賽、研討會報告，並且提供支援與指導。大四那年，陳瑱玲和同學組隊參加了由中華民國糖尿病學會等單位主辦的「改變糖尿病——校園企畫案競賽」，在王英偉指導下，通過初審，進入總決賽。一到臺北，陳瑱玲才發現明明是「健康促進」競賽，但是參賽者卻都是來自全臺優秀的大眾傳播系、廣電系學生，「印象中，我們是唯一一組公衛系團隊，競爭非常激烈。」然而，那回陳瑱玲與同學所組的慈濟大學團隊依然躋身全國前十名。

「出去跟其他學校的學生交流，才發現大傳系、廣電系思考的面向很不同，這也是老師鼓勵我們組隊參賽，才開啓我們的眼界。」陳瑱玲說，那次參賽讓她發現，再好的健康促進議題，如果傳播不出去也是枉然，所以她研究所改念傳播系，依然找了王英偉指導論文。「我們每次跟老師談話，都發現他經常有很多最新知識、想法可以分享。」

王英偉也鼓勵學生把研討專題寫成論文，投稿到海內外的研討會報告。大學時期，陳瑱玲的投稿入選了在日本舉辦的「亞太地區健康促進與健康教育研討會」口頭報告；研究所時的投稿則入選在泰國舉辦的國際研討會報告。「老師（王英偉）常提供相關的資訊給我們，如果你願意嘗試，老師會推你一把、幫助你，比方，他會願意花很多時間跟我們討論、修改，聽我們預演等。」

去國外報告改變了陳瑱玲的世界觀。她說，雖然準備的當下很辛苦，但完成後，更加肯定自己只要努力挑戰，是可以達成目標的。「這對我的價值觀影響很大，也訓練出膽量與自信，讓我不會那麼恐懼未來的人生規畫，而能更有信心地前進。」

畢業後，陳瑱玲沒有留在臺灣，而是去了北京工作，三年後再到日本工作，如今也超過三年，她負責長照的調查研究與企畫，經常需要在會議上或大型研討會中報告，她認爲她能勇敢走向世界，這一連串的機緣與影響，要歸功於當年王英偉老師的鼓勵與帶領。

這樣來自學生的感謝，在訪問過程中經常聽聞。但每每訪問王英偉，病人或學生曾跟您表達過什麼感謝嗎？低調的他總推說：「忘了！還好吧。」

對他心存感謝的，還有多位曾長年一起工作的同事，有的早已離開慈濟醫院，有的仍在慈濟志業體系工作。譬如，郭莉娟老師在訪談結束後這麼說：「有件事，我還想說，這幾年的合作裡，對我而言，是遇到一個很棒的老師、很棒的老闆。」她感謝王英偉從不吝於提攜後輩，引薦她、讓她後來能參與慈濟護理部的臨床教學，甚至一起出書，「他非常樂於分享自己的發現、心得或創意，這個在學術界很難得。」

王英偉昔日的子弟兵，如今已自行創辦光鹽診所的陳競華醫師則說：「他（王英偉）是我永遠的老闆，只要他一聲令下，我一定全力以赴。這個世界上，有能力的人很多，但是有能力卻又無私的人非常少，王主任就是這一種！」

5 典範學習

王英偉認爲，影響未來醫師行誼最重要的，來自「典範學習」（Role Model）。他自己年少時的典範是史懷哲，然而對醫學生來說，史懷哲很遙遠，只能從歷史、典籍中去理解，那何不從醫療現場、從身旁來發掘典範呢？

於是，他設計了一門「隱藏式」課程：「臨床人文、溝通與倫理」，讓大五、大六的醫學生在實習場域發掘學習典範。如果看到或聽到值得敬佩與學習的醫師、護理人員或團隊成員等，請同學寫下具體的人物、事件、情境，發表在這門課的臉書社團（非公開社團）。

曾有位同學在臉書分享，他看到小兒部朱家祥主任在聽完一位同學費盡心思準備的報告後，立刻上前給同學一個大擁抱，那麼毫不保留地去鼓勵一位學生，讓現場同學看了很感動。王英偉則留言回應：「……適時對學生誠心鼓勵，原來對學生有那樣的感動，我會去學習。很好的反思文章。」

還有許多學生分享：醫師們在臨床上的用心教導，甚至犧牲自己休息時間來教學；有醫師分享自身從高傲到柔軟的心路歷程；也有醫護耐心傾聽病人說話、解決病人困擾……這些都讓學生看見人醫典範。

每到學期末，王英偉也會寄出感謝信，給學生們所發掘的「學習典範」，感恩這些醫師、護理師，在忙碌的臨床工作中仍用心指導學生，同時附上學生所寫下的，他們臨床教學的動人身影。

啟動正向循環

會有這樣的反饋設計，來自王英偉擔任主治醫師時的經驗。他曾幫一位病人抽胸水，「那是很簡單，我經常在做的事。」但是過沒多久，他卻收到病人女兒來信，「王醫師，非常感謝您，您在幫父親抽胸水、治療時，每個步驟都會詳細告訴他：『現在要做什麼，你會有什麼感覺』，讓父親及陪病的我們，消除了原本的恐懼，在這樣的過程中少了擔心、害怕，而多了安心……」

王英偉收到家屬回饋後，才知道「原來這樣做對病人是很好的，以後每次抽胸水時，我會更仔細去做，更能理解病人的心情。」欣慰之餘，他也更多了一份細緻的心。

所以他把學生的具體回饋一一寄給這些臨床老師，如此一來，學習的人受到典範影響；教學的人也得到正向回饋。

許多醫師、護理師收到來信後，感到驚訝、窩心、歡喜，雖然他們從不是爲了被表揚而努力，但這份正向回饋，確實鼓舞了他們。最常被學生提起的典範之一——花蓮慈濟醫院鄭立福醫師，曾在收到王英偉來信後，回應：「非常感謝您分享學生的心得報告，我看完後，十分感動。我也希望盡自己棉薄之力，幫助同學解惑、教學相長……幫助更多病人，以報答上天對我們的厚愛！」

蔡人植醫師則回應：「謝謝您提供學生的臉書給我，的確心情受到很大的鼓舞，知道自己的方向是對的，有正向的回饋就好比在無止盡的路途上加滿了油，可以更全力衝刺，再次謝謝您！」

這門課自二〇一一年二月開課延續至今，讓走入臨床現場的醫學生，把或許疲憊、抱怨的眼睛，轉向值得學習的人醫精神，同時也創造正向循環，使原本認真投入的醫護，更有信心繼續前進！

社區醫學模組

除了典範學習，王英偉與謝至鏗醫師也開創了一門「社區醫學模組」課程，由謝醫師主責。謝至鏗先教授社區醫學、健康促進、企畫書寫等概念與方法，再讓同學一到三人一組，提出他們的「社區企畫案」，接著讓學生利用暑假，走進社區機構實習、訪查，執行所提企畫，開學後再做成果分享。這又是一個打破學期制度的教案，從下學期的最後三周，橫跨暑假，上到新學期的頭一周。

有學生比較花蓮各個醫院，在病人導航（指標）部分，是否清楚，設施有何差異；也有學生記錄家中長輩的就醫困難，從一出門會不會遇到階梯、路面障礙，到搭乘公共交通工具一路來到醫院的過程中，會遇到哪些難題等。

更多學生去了不同的教養院，他們陪伴並觀察長輩或院童生活，院方有哪些資源投入，又遇到哪些困難，以及個人在照顧層面上的反思。其中一組學生去了樂生教養院，看到院童所繪的美麗畫作，驚爲天人地說：「他們確實有障礙，但是經過適當栽培還是可以成爲很耀眼的存在！」

謝至鏗分享，學生們有感於院長、工作人員的付出，讓他們能從不同角度去了解經營教養院的辛勞與照護的不易，在未來成爲醫生時，能夠更全面的考量一位病「人」，而不是僵化地套用課本的理論來看「病」。還有位學生寫下：「認識一群長期照護上的典範人物，學習他們的精神是我最大的收穫。」

對王英偉而言，讓學生走入社區，除了認識社區醫學外，還是企圖把學生帶回「全人照顧」、「社區照顧」的本質，希望大量倚賴醫學「知識」而成爲醫師的學生，能更接地氣，把「用心照顧」嵌進心裡。

Part. 7

以民眾健康為己任

二○一六年，王英偉被借調為衛福部國民健康署署長，慈濟醫院的同仁祝福中仍依依不捨的送別，要他記得常「回家」，回慈濟醫院的家，回心蓮病房的家。對他而言，人生有些階段如過客，「當事情來了，就好好去做、去付出，重要的是不要迷失自己，當我們無所求時，反而可以有所為。」

1 從學校到職場的健康促進

王英偉常說：「健康是一，其他是零，如果沒有健康，我們什麼事也做不了。」他認爲，健康是人權，一個人從出生到死亡，最好都能有「全場域的支持環境」。進入國民健康署後，他致力推動的，正是打造不同年齡層所需的「健康促進」支持系統，特別是在「提升國民健康識能」、「推動健康社區」、「疾病防治」及「活躍老化」等層面。

對於健康促進的推動，王英偉一點也不陌生，早在一九九九年，他即開始在花東推動社區健康營造、職場健康促進計畫，成績有目共睹。他能被拔擢爲國健署署長也是有跡可循的，二〇〇一年，王英偉曾借調爲國民健康局（現爲國民健康署）副局長，在任內局長支持下，他促成跨部會合作，邀請教育部一起推動「健康促進學校」，藉由教育部的行政力量及衛生署國健局的衛生指導策略來擴大成效。在這個計畫的推動下，曾有國中校內學生的蛀牙率原本高達60%，經過學校出動午休刷牙、牙醫進校園衛教、導師家訪等措施後，短短一年就下降到30%，隔年更降到15%。

而這個計畫也從最初的五十所中小學校試辦，延續至今已囊括爲全國國小、國中、高中職及大專院校，共四千零二十九所學校加入，推動議題更爲多元，除了視力、口腔保健、體適能，還包括菸檳防制、性教育、全民健保等。近兩年，王英偉把觸角向下延伸，推動「健康促進幼兒園」，讓健康意識與行爲能從學齡前的兒童開始形塑，向下扎根。

從工廠到菜市場

二十多年前，王英偉即在花蓮推動「職場健康」促進，推動場域從亞洲水泥、中華紙漿廠、大理石工廠、臺鐵花蓮站、花蓮酒廠、消防隊、板模工廠到美髮業、菜市場。他還記得，當時花蓮慈濟醫院家醫科的劉輝雄醫師[1]還曾在消防隊住一晚、揹著消防人

1 劉輝雄醫師現為臺東海端鄉衛生所主任。

員的裝備上下樓梯，體驗他們有可能造成的職業傷害。進而發現，消防隊員連夜裡去如廁都很緊張，深怕漏接電話，於是便建議消防隊在廁所裝置電話；也發現他們曾在救火時不愼滾下樓梯而受傷，便安排體能、肌力訓練。

王英偉也是第一位在臺灣推動「健康市場」的醫師。他認爲市場是人與人互動的地方，也是影響健康的重要因素——「飲食」的起點。在國民健康局計畫支持下，他與花蓮市公所及光復市場合作，將原本擺放在市場入口處的垃圾子母車移除，搖身一變成了嶄新亮眼的「健康服務站」，並邀請花蓮各個醫院進站服務，像是慈濟醫院、署立花蓮醫院各認養兩天等，免費爲民衆量血壓、測血糖。同時也幫菜攤、肉攤製作促銷海報並標示營養成分，更與攤商合作，設計出一份兩百卡或三百卡路里的生鮮食品，讓民衆便於掌握熱量。

二〇〇三年，這項創舉讓光復市場被衛生署國民健康局獲選爲全臺灣第一個健康市場！有趣的是，推廣到後來，連菜攤之間吵架了，也來找專案護理師「申訴」！王英偉豐富的實務及行政經驗，讓他再度進入國健署擔任署長，然而擅長以醫師專業，誠懇、耐心跟第一線民衆搏感情的王英偉，其實不善交際。

他不菸不酒、不會唱歌、不會應酬，有人把他歸類爲「來自學術界」，認爲他「不夠政治」，他卻相信不論他人如何評斷，都不必爲了迎合外界而改變自己。「對我來說，每個階段都是過客，當事情、機會來了，我就好好去做、去付出，重要的是不要迷失自己，當我們無所求時，反而可以有所爲。」

王英偉難得提起，當年他接任國健局副局長時，父親是反對的。父親希望他好好當個醫師、老師，把病人、學生照顧好就好了，不必踏入相對複雜且不熟悉的政務環境。「我從小就不太聽話，因爲當年我所看到的李明亮署長，也是不菸不酒、不唱歌、不應酬，一樣能發揮理想、爲國家做事。」王英偉相信自己不會走偏。二〇一六年，他帶著理想與願景，暫離花蓮，前往國健署，接任署長一職。

2 推動國民健康識能

初夏的早晨六點，陽光微熱，王英偉已從士林住處出發，走往大同區塔城街的國健署。這四十五分鐘的健走，是他一天的開始，也是活力的來源，抵達辦公室大約是早晨六點四十五分。一杯咖啡，即投入工作。

王英偉提及，國健署的核心目標最早強調三個P：「Promotion促進健康、Prevention預防疾病、Protection安全防護」，前任署長邱淑媞加了「Participation共同參與」，他則再加上「Partnership夥伴合作」。以這五P爲目標，打造「以民衆爲中心的照護」即是王英偉劍及履及的重要任務。

他加上「夥伴合作」，是因爲要做的事情很多，必須要與更多夥伴緊密結合，「包括醫師公會全聯會、護理師公會、民間團體等，我們把資訊內容公開、透明，讓大家都能清楚瞭解國健署的政策推動方向，然後同心協力，一起努力。」

而近兩年，他在國健署致力推動的則是「提升國民健康識能」以及「人才培育」——增強署內同仁的專業力。「健康識能」指的是提供民眾更多知識與技能來理解醫療資訊，是一般人參與自我健康照顧的基礎，也是積極的民眾教育，而推動健康識能更可降低來自偏鄉或弱勢族群的「健康不平等」。

根據研究調查，健康識能不足的民眾，因爲對疾病認知與健康管理能力較差，容易導致較高的慢性病及死亡率，他們對政府所提供的預防保健服務的利用率也偏低，更常使用緊急醫療，也使得醫療成本明顯高漲。

起初，王英偉著力在民衆教育的提升，他認爲每個人都是自己身體的專家，都有權力擁有更多醫療資訊來自我照顧並參與醫病決策。但後來他發現，「醫療提供者沒有同步教育的話，連不起來，沒辦法互動溝通。民衆要參與，也要醫療環境的善意回應。」

於是，王英偉調整策略，重組並改變過去的單一衛教模式，改以「民衆的需求及期待」重新設計醫病共享決策的提問單及回應資訊。他舉例，譬如同樣是糖尿病的病人，如果年輕女孩在意的是體重，就該從這個問題去分析並提供用藥與治療方式；如果是老人家，他們擔心的是多重用藥問題，就該從這個層面提供不同的醫療資訊。

國健署也從「政策面」為民眾的就醫環境提供更多保障；並同時教育醫療服務的「提供者」（醫療院所及衛生單位等）與「接受者」（病人與民眾）。促使「健康識能」透過系統性地啟動，讓醫療院所、醫護人員能提供友善環境、以更親民的語言解釋疾病；民眾也能參與、增能、賦權。

王英偉以推動「健康促進醫院」為例說明：在政策面，國健署依照國際標準整理出健康促進醫院的指引手冊，二〇一七年也把健康識能納入健康醫院「評鑑」項目。在一般民眾及醫療人員教育層面，則大力推動「就醫提問單」、「醫病共享決策」等方案。

譬如針對風濕性關節炎的病人，整理出他們最想問的問題，讓從前不知如何提問或不敢問的病人，在就診時擁有足夠的提問資訊。同時，也幫醫療院所準備「回覆單及注意事項」，讓醫師說明病情時，可直接在衛教單張上畫線，提醒病人要注意哪些事項，讓病人帶回家慢慢看，藉此促進醫病之間的互動與溝通，同時協助病人聽懂、看懂醫囑，也提升自我照顧能力。

臺灣的人口結構正邁向快速老化。根據世界衛生組織定義，六十五歲以上老年人口占總人口比率達到7％時，稱爲「高齡化社會」；達到14％是「高齡社會」；達20％則稱爲「超高齡社會」。根據內政部統計，二〇一八年三月底老年人口已達三百三十萬餘人，占總人口數14.1％，正式邁入高齡社會；預估二〇二五年，臺灣將成爲「超高齡社會」。

若是從老化速度來比較，王英偉提到，法國從7％增長一倍到14％，花了一百多年的時間；反觀臺灣只花了二十四年，速度非常快。除此之外，另一個更值得深思的數據是，國人平均壽命約八十歲，「健康平均餘命」卻只到七十一歲，不健康的存活歲數占了將近「九年」，成爲或許臥床、行動不便而需要被照顧的老人。

二〇一六年，國健署的一份調查報告中更顯示，六十五歲以上罹患一種慢性病者，高達86％；同時罹患三種慢性病以上的也接近50％。王英偉強調，慢性病會影響生活功能，也可能導致失能，所以推動長期照護，也要同時推動「活躍老化」及「尊嚴老化」，才能形成完整的高齡整體健康照護。

「活躍老化」即是希望「延長健康的餘命」，而什麼時候該開始進行「活躍老化」呢？當然不是等老了再說。王英偉認爲，身體從出生、成長、衰老到死亡是一條自然的生命週期曲線，最好能「生得健康、病得少、老得慢、活得尊嚴」。現代醫療或許能延長生命，卻難以逆轉殘疾，如果我們提早推動健康促進，就可以把「失能」的時間點往後延，縮短人生最後一段不健康的壽命。

延緩老化，賦予意義

二〇一六年底，王英偉回花蓮參加「慈濟醫學教育日」，演講結束後，他和林欣榮院長一起到靜思精舍拜會證嚴法師，「當時上人的一席話讓我非常受用，他提到老人家在做運動時，如果能賦予更多的價值，會更有意義，像是慈濟環保站的老菩薩們，做回收時除了活動筋骨，也覺得自己對這個社會是有貢獻的。」王英偉在證嚴法師的啓發下，開始推動「以價値爲本的健康促進」（value-based health promotion），希望長輩在參與健康促進的同時，也能得到心靈上的價值感與成就感。

王英偉認爲，眞正的老人照顧是要讓老人維持自己的生活能力越久越好，而老化的議題，不只在健康與醫療，「社會參與」更能提升高齡長者的身心健康，「老人家只要願意從家裡走出來，對他就有幫助了。」他想起過去余德慧教授在心蓮病房提到的最佳照護原則是「保護他，但不要綁住他」，「這個想法讓我體會很深，希望未來我們所營造的高齡友善社區，是個能讓長輩保有自己的自主空間與尊嚴，可是他需要的時候，社區裡的人能隨時伸出援手。」

這幾年，國健署從長者的營養、運動、衰弱篩檢、慢性病防治等層面，與更多地方衛生機構、民間組織攜手推動社區長者的健康照顧、延緩失能等計畫，鼓勵長輩走出家門，參與社會、一起做預防肌少症及防跌運動；製作衛教影片，教老人家學習如何透過日常的掃地、晾衣、洗碗等勞務，換個動作、用對肌肉，即是運動。

國健署也透過雲端科技，在網路平台上提供慢性病管理、「我的餐盤」健康飲食策略、肥胖防治、老人健康促進等影音內容，推動全民健康促進。

防疫時代，王英偉爲長者打造「居家互動科技平台」，他把在加拿大所見到的科技平台概念本土化，與年輕團隊合作，開發出讓高齡長輩透過家中電視即可參與社區活動、健康促進雙向互動（運動、飲食、呑嚥健康操、防跌等）、與家人視訊通話等。透過電視推播，還能提醒長輩，「社區裡的某項活動即將開始，您的朋友、鄰居已經前來參加了」；如果下雨天不便外出，也有年輕人在電視裡教阿公、阿嬤怎麼做運動。王英偉說，「特別在防疫期間，老人在家裡待久了會孤單，如果透過電視能參與社區活動，還能與親友視訊，至少可以維持社會連結。」這套系統目前已經試辦、推廣近八千戶，成效備受肯定，未來更希望推廣到全臺灣。

國健署也在各縣市建置「社區營養推廣中心」，邀請營養師提供專業指導，協助長輩「吃得好、吃得下、吃得對、吃得巧」。組織失智守護網，在全國各縣市招募了二千一百八十一家失智友善組織；累計共六百零八家健康照護機構通過高齡友善健康照護機構認證，已遠遠超過二〇一四至二〇一八年間，五年推動五百家友善機構的認證目標。

王英偉同時推動「在地老化」、「尊嚴老化」，期盼老有所終，而當長者必須進入人生最後階段，也能透過安寧照護安心告別。

3 人才培育

「我一到國健署，人家問我需要什麼，我說，我要白板。」王英偉提起，這也是受慈濟大學第一任校長李明亮教授的影響，當時證嚴法師特別把他從美國請回臺灣創辦慈濟大學。每次跟李校長開會時，他總是把討論重點寫上白板，讓會議能聚焦而非常有效率。

於是，王英偉在國健署的每一間會議室都增加了白板，他翻轉過去從上而下的指揮系統，他希望同仁能有更多思考、討論與提案空間。

家醫科出身的王英偉提到，「我們在推動社區醫學時，一進社區就要設想『離開時，你希望留下什麼』，這是要避免雖然在社區開啓了很多服務，但醫師一離開、服務也隨著斷線的情形。要做到沒有你，社區也能運作，如此才能啓動社區的永續發展。」

同樣的，他一到國健署，便自問，「離開時，我希望留下什麼。」

他認為公務體系的人才培育是重要的基礎建設。他也發現署裡有許多高學歷的優秀同仁，可惜長年在公務體系歷練下，比較習慣單一思維及從上到下的模式，然而，這會影響到許多事務的推展。

王英偉比喻：「我以為在白板上畫圖、討論就可以了，後來才發現白板下面有很多隱藏的東西是看不見的，必須要慢慢去調整、改正。但如果連理想都沒有，又是從上到下，大家依照指示做事，那就什麼都改變不了，連白板都不用了。」他眞正想引動的，是熱情，對工作、專業與服務的熱情。

他希望同仁的態度與思考模式可以逐漸改變，「當然，這有難度。」王英偉期待，同仁從「聽令者」轉為在專業上能夠自我栽培、與時俱進，成為一個主動發想、參與的「行動者」，如此一來，業務更有機會獲得實質推展。

為此，他創了一個幽默口號：「我們要把科長當成組長用，組長當成副署長用；副署長當署長用，那署長就不用了」，他說，當署長不用時，表示大家都上軌道了。王英偉也在署內引進培育學習方案，如「設計思考」等實務課程來精進同仁的思考與專業。

在健康傳播與行動層面，王英偉則引進國外最新概念，帶領同仁思考。像是「巧推」（nudge）及「設計思考」（Design Thinking）。三、四年前，王英偉發現歐洲有個組織做了「Nudge green」（環保巧推）的研究，初衷是要如何降低廚餘，後來實驗發現，只要把個人取餐的餐盤變小，就可以有效減少廚餘了，這比再多的文字、電視宣導都還有效。

「巧推的意思是，用對創意與方法，做出小小改變，卻可以創造莫大的效益。」王英偉舉例，過去推廣免費「癌症篩檢」，民衆的參與度往往不高，會認爲「我又沒病，何必沒事去篩檢」；可是只要換個詞，改成「健康篩檢」，參與率就提高了，因爲這聽起來像是爲自己的健康在把關，這也是一種巧推。

王英偉引進設計思考，則是希望同仁能從民衆的角度來看事情，「過去的設計是我們想宣導什麼，民衆只要聽或接收就好了。可是實際上一份教案不可能適合所有人，比方原鄉、客家、漢人，或是老人與孩童，他們的需求都不同。不同場域、不同族群、不同性別都有各自的需求，必須要因地、因人制宜，從民衆的角度來重新思考。」

梅約醫學中心的啟發

三年前，王英偉去了一趟美國梅約醫學中心，中心裡有句標語：「Think big, Start small, Move fast」讓他特別有感。這句話的意思是，做事要「宏觀的思考，從小規模開始，方案可行便迅速推動」。

他提及，早期政府有些計畫可能選一、兩個點，提供高額經費來推動，計畫成功了，卻發現沒有那麼多經費來做全臺灣的推廣，所以形成「計畫成功，無法推廣」的窘境。「現在我們更要掌握如何在有限的經費內去推動，模擬未來全面推廣的方式來做小型測試。這個模式正是從『大範圍思考、小型試做、未來快速推廣』的精神而來」。

王英偉在帶領同仁時，也追尋梅約模式：邀大家集思廣益、宏觀思考，然而同仁比較害怕的是後面的「小處試做」及「快速行動」。

國健署副署長賈淑麗說，「王署長會說，『這件事我們已經想得這麼完善了，就開始選一、兩個點來試辦吧！』測試不錯後，他也很急喔，他會希望Move fast，但公務人員比較保守、沒有安全感，會害怕，這樣就可以動了嗎？那可不可以再少一些、再慢一點？」

賈淑麗比喻，公務體系好比一個籠子，但這個籠子是有一扇門可以自由進出的，「王署長卻發現，他籠裡的小鳥們都不敢飛出去，因爲在籠子裡很安全，不必冒險，他只好每天飛給你看，告訴你不要怕。他寧可你動，做錯了再修改，而不是什麼都不敢嘗試。」

長年任職政府公務要員的賈淑麗也看到，公務體系訓練出來的同仁，行政能力強，但抽象思考能力相對被制約了。她舉例，比方國健署要做「原住民部落事故傷害預防」，或許同仁想破頭，提出很多教育訓練課程，「卻達不到王署長要的東西，因爲他在原鄉待過，他很深入知道原鄉是怎麼回事。如果同仁還在提緣木求魚的方案，他就不會同意。他會提供很多資料給同仁讀，告訴同仁不對喔，零到一是無限大的，還有其他方式，不要被局限，有些同仁就傻了，原因是現在的公務人員缺乏基本功，也就是『實做的能力』，他們擅長紙上談兵，但實際打仗的功力還是要訓練。」

所以王英偉經常鼓勵同仁，前往現場，實地觀察、訪談、體驗，「不要從臺北看天下，也不要從辦公室去猜想在地需求，像是要做原鄉服務就去部落住幾天；要做老人方案，就去服務據點觀察，如此才能眞的了解實際需求與困難、知道該怎麼做。」

同時，他也希望同仁多參與專家學者或民間團體在國健署所執行的標案計畫，一起成長，不是制式的聽聽期中、期末報告即結案，而是一起參與、討論，讓計畫能眞正落實。

好人、好事、好社會

賈淑麗說，如果阿彌陀佛有四十八願，王英偉應該不只，「他有很多的宏願，而他願望的核心價值是『好』，好人、好事、好社會，他求好，他希望把每個人帶好，把事情做好。」

「如果我說跟他（王英偉）工作是很幸運的事，人家一定會說我很虛偽、吹捧自己的署長，但眞的不是。他是一個會給方向、讓人安定的主管；遇到困難，他也善於解題。」賈淑麗認爲，「沒有一個長官會用四年的時間保護你去思考、成長，而他讓我們啓動潘朵拉的盒子去改變。」無論如何，她都感謝王英偉讓她重新翻轉。

然而賈淑麗也坦言，跟王英偉工作「是很辛苦的，但是沒有情緒的壓力。」辛苦之處在於必須不斷去想，他給的啓發要怎麼落實執行，也有很多業務要馬不停蹄地進行。王英偉鮮少讚美同仁，但也從不責難同仁，他的耐性與善意則是讓署內同仁最敬佩的修爲。

讓世界看見臺灣

培育人才、推廣健康促進之外，王英偉也積極參與國際重要會議，與全球專家、學者交流。

二〇一七年，在奧地利維也納舉辦的「第二十五屆健康促進醫院國際研討會」，王英偉受邀於大會開幕主場演講，分享臺灣推動健康促進醫院的經驗及成功關鍵。他也趁勢帶領同仁在研討會中「申辦工作坊」，同步以線上會議模式，讓遠在臺灣的醫策會、醫療院所代表及國健署同仁也能透過線上直播參與工作坊。

在第十五屆世界公衛大會中，國健署申辦展示攤位；第二十屆加斯坦歐洲衛生論壇

（是當今歐洲最重要的醫療衛生領袖級會議）中，則申辦平行論壇。王英偉還前往許多國際會議中報告、發聲，這種種努力，都是爲了讓世界看見臺灣，不被孤立。

一轉眼，王英偉在國健署即將屆滿四年，他與同仁一起推動了許多成功方案，然而署內的「人才培育」，他仍在努力持續，他深信這是對臺灣有幫助的事。儘管他的任期有限，而這不是立竿見影的政績，他卻依然秉持：「多種樹，總有一天會成林！」

尾聲

一九八九年，三十三歲的王英偉來到花蓮慈濟醫院任職，從那年起，他總笑稱：「我一到花蓮，就『入土為安』了。」

這位比多數臺灣土生土長的醫師更勤跑臺灣偏鄉與部落的「香港人」，十九歲來到臺灣後便不曾離開，在這個他視為寶島的土地上，他成家立業，從黑髮變白髮，更投入公職奉獻一己之力。如今，王英偉在臺灣生活的時光，已遠遠超過他在香港的青春歲月，而父母親的骨灰早已雙雙安奉花蓮——這個他情感上認同的「家鄉」。

近年，慈濟香港分會邀請王英偉到香港演講，他以廣東話開講不到五分鐘，慈濟師姊立刻體貼地說，「沒關係，王醫師說國語就好了。」因為他的廣東話已說得不流利，得夾雜著國語、英語才能完整表達，遠遠不如他的國、臺語流暢。這是時間在他身上留下的印記。

「時間」與「實踐」像一雙翅膀，既累積出雙重力量，又帶著王英偉翺翔。他也以一身的自由與開放，帶領更多夥伴飛翔，飛得高、看得遠，還要有實踐的方向。他總說，他的人生很少遇到「困難」，即使遇到了，「轉個彎，繞過去就好了，總有別條路可以抵達。」

王英偉認為，人活著，不能沒有理想；身為醫師，總有想要守護的價值與希望。他依然在全民健康促進的藍圖裡、在安寧緩和照顧的細緻裡，務實地實踐理想、揮灑創意。他相信，縱使人生難免有挑戰，能援引我們前進的，正是無窮無盡的精神力量！

CA097

從樂活到善終
——王英偉醫師的全人健康照護

主述：王英偉

撰文：楊金燕

出版者—心靈工坊文化事業股份有限公司
發行人—王浩威　總編輯—王桂花
責任編輯—黃心宜
內文設計排版—董子瑈
封面攝影—陳應欽
企劃統籌—佛教慈濟醫療財團法人人文傳播室
校對—佛教慈濟醫療財團法人人文傳播室
通訊地址—10684台北市大安區信義路四段53巷8號2樓
郵政劃撥—19546215　戶名—心靈工坊文化事業股份有限公司
電話—02) 2702-9186　傳真—02) 2702-9286
E-mail—service@psygarden.com.tw　網址—www.psygarden.com.tw

製版・印刷—中茂製版印刷股份有限公司
總經銷—大和書報圖書股份有限公司
電話—02）8990-2588　傳真—02）2290-1658
通訊地址—248新北市五股工業區五工五路二號
初版一刷—2020年7月　ISBN—978-986-357-184-1　定價—390元

國家圖書館出版品預行編目資料

從樂活到善終：王英偉醫師的全人健康照
護／王英偉：主述；楊金燕：撰文.
-- 初版. -- 臺北市：心靈工坊文化, 2020.07
面；公分.--（Caring ; 97）
ISBN 978-986-357-184-1（精裝）

1.王英偉　2.醫師　3.臺灣傳記　4.安寧照護

410.9933　109008886

心靈工坊 PsyGarden 書香家族 讀友卡

感謝您購買心靈工坊的叢書，爲了加強對您的服務，請您詳填本卡，
直接投入郵筒（免貼郵票）或傳眞，我們會珍視您的意見，
並提供您最新的活動訊息，共同以書會友，追求身心靈的創意與成長。

書系編號－CA097　書名－從樂活到善終——王英偉醫師的全人健康照護

姓名　是否已加入書香家族？□是 □現在加入

電話（公司）　（住家）　手機

E-mail　生日　年　月　日

地址 □□□

服務機構 / 就讀學校　職稱

您的性別—□1.女 □2.男 □3.其他

婚姻狀況—□1.未婚 □2.已婚 □3.離婚 □4.不婚 □5.同志 □6.喪偶 □7.分居

請問您如何得知這本書？
□1.書店 □2.報章雜誌 □3.廣播電視 □4.親友推介 □5.心靈工坊書訊
□6.廣告DM □7.心靈工坊網站 □8.其他網路媒體 □9.其他

您購買本書的方式？
□1.書店 □2.劃撥郵購 □3.團體訂購 □4.網路訂購 □5.其他

您對本書的意見？

封面設計	□ 1.須再改進	□ 2.尚可	□ 3.滿意	□ 4.非常滿意
版面編排	□ 1.須再改進	□ 2.尚可	□ 3.滿意	□ 4.非常滿意
內容	□ 1.須再改進	□ 2.尚可	□ 3.滿意	□ 4.非常滿意
文筆／翻譯	□ 1.須再改進	□ 2.尚可	□ 3.滿意	□ 4.非常滿意
價格	□ 1.須再改進	□ 2.尚可	□ 3.滿意	□ 4.非常滿意

您對我們有何建議？

本人同意　（請簽名）提供(真實姓名／E-mail／地址/電話等資料)，以作為心靈工坊（聯絡／寄貨/加入會員／行銷／會員折扣等）之用，詳細內容請參閱 http://shop.psygarden.com.tw/member_register.asp。

廣　告　回　信
台北郵局登記證
台北廣字第1143號
免　貼　郵　票

心靈工坊 PsyGarden

台北市106 信義路四段53巷8號2樓

讀者服務組　收

免　貼　郵　票

（對折線）

加入心靈工坊書香家族會員
共享知識的盛宴，成長的喜悅

請寄回這張回函卡（免貼郵票），
您就成爲心靈工坊的書香家族會員，您將可以——

⊙隨時收到新書出版和活動訊息

⊙獲得各項回饋和優惠方案